TRAITÉ

DE L'EXPLORATION MANUELLE

DES

ORGANES DIGESTIFS

PAR

LE DR Léon VINCENT

Ancien interne des Hôpitaux de Lyon.

—◄✦►—

PARIS

OCTAVE DOIN, ÉDITEUR

8, PLACE DE L'ODÉON, 8

—

1898

TRAITÉ

DE L'EXPLORATION MANUELLE

DES

ORGANES DIGESTIFS

a

DIJON, IMPRIMERIE DARANTIERE
65, Rue Chabot-Charny, 65.

TRAITÉ

DE L'EXPLORATION MANUELLE

DES

ORGANES DIGESTIFS

PAR

LE DR Léon VINCENT

Ancien interne des Hôpitaux de Lyon

—◦◦◦—

PARIS

OCTAVE DOIN, ÉDITEUR

8, place de l'odéon, 8

—

1898

PRÉFACE

Il y a quatre ans, le docteur Sigaud publiait, sous le titre de *Traité des troubles fonctionnels mécaniques de l'appareil digestif*, une œuvre exclusivement clinique et bien de nature à solliciter l'intérêt des praticiens. Les critiques qui l'ont analysée ou signalée à l'attention du public médical, en termes bienveillants du reste, paraissent avoir été frappés surtout de l'originalité des idées de l'auteur sur la nature et l'évolution de la dyspepsie. En réalité, ces idées ne sont ni originales, ni même ingénieuses, elles sont vraies : car elles sont nées non de l'imagination, mais de l'observation rigoureuse ; elles reposent sur des faits précis, et ces faits, les uns d'ordre clinique, les autres d'ordre anatomique, se corroborent et se confirment mutuellement.

J'ai assisté au début des recherches de l'auteur, j'en ai suivi la lente évolution ; j'ai connu les tâtonnements et les désillusions de la première heure. Moi-même, d'abord hésitant et sceptique, puis encouragé par la précision des premiers résultats acquis, saisi à mon tour enfin par l'intérêt puissant et la nouveauté attrayante de ce que nous découvrions chaque jour, je me suis mis à l'œuvre. Voilà près de dix ans, qu'unis par une collaboration de tous les jours, de tous les instants, dans une même pensée et dans un même effort, nous poursuivons, Sigaud et moi, des recherches dans une voie qui s'est ouverte de plus en plus large devant nous, recherches dont la meilleure part ainsi que la direction reviennent, sans conteste, à mon excellent ami. Peu à peu notre champ d'observation s'est agrandi ; notre doctrine a pris corps ; nous avons pu réunir et coordonner les nombreux documents que nous avions recueillis. Ce qui n'était au début qu'un édifice mal assuré, chancelant sur des fondations incertaines, est aujourd'hui une œuvre solide et compacte, étayée sur des faits rigoureux et indiscutables : le *Traité des troubles fonctionnels mécaniques de l'appareil digestif* en constitue les premières assises.

Le livre que nous présentons aujourd'hui au lecteur marque une deuxième étape dans l'évolution de nos idées ; mais l'exposé doctrinal n'y tient qu'une place secondaire (1). La palpation de l'abdomen, poursuivie avec persévérance pendant plusieurs années, nous a familiarisés avec les mille variétés d'aspect sous lesquelles se présente l'appareil gastro-intestinal ; nous sommes en mesure actuellement de montrer quels faits anatomiques précis servent de base à nos conceptions théoriques et cliniques ; et *le côté objectif de la question* a même pris à nos yeux une telle importance qu'il nous a paru justifier une publication spéciale. Notre but, en publiant cet ouvrage, est donc plus particulièrement de mettre entre les mains du praticien un manuel où il puisse trouver à la fois l'énumération et la signification des signes objectifs abdominaux ; nous voudrions rompre ce praticien à la constatation de tous les éléments symptomatiques dont la cavité du ventre fourmille, qu'il s'agisse de l'intestin grêle, du foie, du colon ou de l'estomac ; de telle sorte qu'il comprenne bien que nous lui apportons *non une théorie nouvelle, mais des faits nouveaux ou passés sous silence*, et cependant utiles à connaître pour les services qu'ils nous permettent de rendre aux malades ; de telle sorte que, soit qu'il veuille suivre ou vérifier les développements successifs de notre doctrine, soit qu'il désire apporter lui-même à nos travaux sa part contributive, il ait à sa disposition un fonds d'instruction élémentaire qui lui permette de s'orienter dans cette pathologie si intéressante et si complexe des voies digestives. Il pourra d'ailleurs, si bon lui semble, faire table rase de nos propres recherches, et, s'inspirant uniquement de la méthode qui nous a guidés, s'imposer la tâche de résoudre lui-

____

(1) Cet exposé doctrinal sera l'objet d'une publication prochaine du docteur Sigaud.

même le problème de la physiologie pathologique du tube digestif :
« Qui suyt un autre, il ne suyt rien, il ne treuve rien, voire il
ne cherche rien. »

Je serai sobre de développements sur tout ce qui concerne la
technique proprement dite de l'exploration abdominale ; quelques
jours de pratique consciencieuse rendront sous ce rapport plus
de services au médecin que de longues pages de théorie. J'insisterai, au contraire, minutieusement sur la *description* des
signes objectifs et surtout sur *leur signification et leur valeur
séméiologique.* L'inspection du ventre nous fournira un chapitre
important, dont le titre de l'ouvrage cependant ne semble justifier
ni la présence, ni la longueur : mais, d'une part, il nous a semblé
difficile de trouver un titre à la fois plus clair et plus compréhensif
que celui que nous avions choisi ; d'autre part, il nous a paru
impossible de passer sous silence les faits instructifs dont l'inspection de l'abdomen nous fournissait le sujet.

En terminant, je tiens encore à rappeler la part considérable
qui revient dans ces recherches à mon ami Sigaud ; ce livre est
son œuvre plus encore que la mienne. Peut-être, réduit à mes
seules forces, sans l'appui de ses conseils et de son expérience,
n'aurais-je pas eu la témérité d'entreprendre un travail de si
longue haleine et d'une note si personnelle. Il est fait cependant
tout entier de mes propres observations ; il n'est rien dans tout
ce que j'avance que je n'aie vu ou vérifié moi-même, et qui n'ait
été de ma part l'objet de longues méditations. En écrivant ce
livre je n'ai donc pas cédé à un enthousiasme irréfléchi ;

Delere licebit

Quod non edideris ; nescit vox missa reverti.

Je n'aurais jamais pris la plume si je n'avais eu la conviction
profonde que j'allais rendre hommage à la vérité.

Lyon, le 20 mars 1898.

Léon Vincent.

CHAPITRE I

NÉCESSITÉ DE L'EXPLORATION SYSTÉMATIQUE DE L'ABDOMEN

Glénard et l'exploration systématique de l'abdomen. — La palpation du ventre
doit être pratiquée chez tous les malades, et non pas seulement chez les dyspeptiques proprement dits. — Elle nous montre que la plupart des maladies
chroniques sont préparées et influencées par les troubles de la fonction digestive. — Elle est indispensable à la période fonctionnelle des maladies chroniques. — Elle nous donne la clé de la physiologie pathologique du tube
digestif.

Il y a près de quinze années, Glénard préconisait l'exploration
systématique de l'abdomen, et cette méthode donnait, entre ses
mains, un premier faisceau de faits intéressants qui laissaient entrevoir et espérer toute une série de recherches sur la physiologie
pathologique du tube digestif. Combien nous devons regretter que
cet auteur, dans l'espérance d'élargir son horizon, le rétrécis-
sant en réalité, ait cru devoir abandonner le théâtre de ses premiers
travaux, le tractus gastro-intestinal et diriger toute son activité,
toutes ses qualités d'observateur et de clinicien, du côté de la glande
hépatique ! Le procédé d'examen pour lequel il combat toujours
avec tant d'énergie et de conviction, n'a cependant pas encore con-
quis la faveur du public médical. En dehors de certains cas déter-
minés, dans lesquels on a lieu de soupçonner une tumeur, une
ascite, une grosse lésion viscérale, il est rare que l'on songe à palper le ventre. Cela est si vrai, l'exploration de l'abdomen est si
peu entrée dans les habitudes médicales que les malades, pour la
plupart, ne connaissent et n'estiment d'autre examen que celui de
la poitrine ; pour eux, nos seuls moyens d'investigation, les seuls
nécessaires tout au moins, se résument presque exclusivement

dans l'auscultation du cœur et du poumon. Vous venez de terminer l'interrogatoire d'un dyspeptique, vous le prévenez que vous allez procéder à l'examen objectif; neuf fois sur dix, il ne voit là qu'une invitation tacite et toute naturelle à dégrafer sa cravate et à entr'ouvrir le plastron de sa chemise. Nous en avons vu manifester la plus profonde stupéfaction devant notre insistance à les faire étendre sur une chaise longue pour leur palper le ventre ; ils avaient consulté un certain nombre de fois ; jamais on ne leur avait imposé un semblable cérémonial.

La palpation des reins et du foie a fait presque exlusivement jusqu'ici les frais des recherches des observateurs; la palpation du tube digestif, qui remplit à lui seul la presque totalité de la cavité du ventre, semble avoir été systématiquement mise de côté. A la vérité, les travaux de Glénard sur l'anatomie physiologique de l'appareil gastro-intestinal, sur le mécanisme du déplacement de ses divers segments, sur les procédés applicables à la recherche du colon, sur certaines formes anatomiques du gros intestin dont il fait la caractéristique de l'entéroptose, constituent un ensemble de faits déjà considérable et de la plus haute valeur. Nous avons pu néanmoins nous convaincre, et le lecteur pourra bientôt se convaincre lui-même, que l'abdomen est une source de renseignements extrêmement nombreux et que la palpation du tube digestif est un sujet qui, loin d'être épuisé, a été à peine effleuré. Les variations de forme et de volume du ventre, les sensations infiniment variées par lesquelles le tact nous traduit les troubles fonctionnels dont le tube digestif est le siège, les aspects objectifs multiples du colon qui viennent, concurremment avec les modifications de la sonorité abdominale, affirmer les changements incessants de la tension, de la consistance, de la forme, de la tonicité en un mot, du tractus gastro-intestinal, ce sont là autant de faits nouveaux, inconnus, dont nous voulons prouver la réalité et l'importance. Nulle part on ne trouve l'énumération des états anatomiques si divers sous lesquels peut se présenter le tube digestif et que la palpation de l'abdomen met en évidence ; personne n'a jamais montré la signification réelle de ces signes objectifs variés et leurs rapports, non pas avec telle ou telle entité morbide plus ou moins discutable, mais bien avec l'état de la fonction digestive elle-même.

Il semble superflu de recommander l'examen manuel du tube digestif dans tous les cas où les troubles de la digestion sont manifestes et où l'on a affaire à des dyspeptiques avérés. Cependant, même en pareille circonstance, l'exploration de l'abdomen, telle que la pratique le plus grand nombre des médecins, est toujours superficielle et incomplète, car elle reste généralement limitée à la cavité gastrique ; jamais on ne s'occupe de l'intestin et de la tension abdominale. La palpation de l'estomac lui-même, depuis que l'analyse des sécrétions gastriques jouit de la faveur des cliniciens, semble de plus en plus considérée comme accessoire et reste reléguée au second plan. La palpation du tube digestif, estomac et intestin, s'impose formellement ; tant que l'on se bornera à l'étude isolée de l'un des segments de l'appareil gastro-intestinal, tant que l'on n'envisagera pas la fonction digestive dans son ensemble et que l'on négligera l'exploration systématique du ventre, seule capable de nous mettre en rapport immédiat avec les organes chargés de remplir cette fonction, le dyspeptique restera une énigme indéchiffrable ! Quant à la palpation du foie, Glénard est seul à la pratiquer systématiquement, et c'est un de ses mérites ; mais nous estimons qu'elle ne peut nous fournir que des renseignements de valeur secondaire. Lorsque la digestion n'est plus directement en cause, on ne songe plus du tout à noter l'état objectif des voies digestives ; à peine une allusion discrète aux fonctions de l'intestin — constipation ou diarrhée — simple formalité du reste, car ce sont là des renseignements dont on tient ordinairement peu de compte, et l'idée ne vient pas de s'assurer à quelles modifications objectives de l'intestin correspondent les troubles fonctionnels... Que dirait-on d'un médecin qui négligerait l'auscultation du cœur chez un malade qui se plaint de palpitations? Il en résulte que les observations prises dans de pareilles conditions sont forcément incomplètes, car on laisse de côté un vaste appareil qui ne le cède à aucun autre par l'importance de ses fonctions; que l'on ignore, par conséquent, l'influence possible et souvent réelle des troubles digestifs sur la genèse et la marche de la maladie, et que toutes les considérations auxquelles on peut dès lors se livrer, soit au point de vue pathogénique, soit au point de vue du traitement, sont par cela même entachées de causes d'erreur nombreuses.

L'exploration manuelle des organes digestifs est donc aussi nécessaire, aussi impérieuse, à priori, que l'auscultation du cœur ou du poumon, et que l'examen des urines; elle doit marcher de pair avec toutes les méthodes d'investigation auxquelles la clinique a habituellement recours; elle doit être pratiquée d'une façon systématique, non seulement chez les sujets qui se plaignent de troubles digestifs, mais chez tous les malades, quels qu'ils soient, qui se présentent à l'observation du médecin. C'est même lorsque la symptomatologie gastro-intestinale est silencieuse que la palpation du ventre offre le plus d'intérêt, et les cas où l'on est porté à la négliger sont précisément ceux où elle triomphe et où elle est appelée à rendre les plus grands services.

C'est ainsi que l'exploration de l'abdomen nous apprendra non seulement que les troubles digestifs exercent une influence sur la marche et la gravité de la plupart des maladies chroniques, même de celles qui sont le reliquat des infections, mais encore qu'un certain nombre d'affections viscérales sont précédées et préparées par une longue phase de troubles localisés à l'appareil digestif. De plus, la palpation nous affermira dans cette conviction que très souvent la maladie chronique est fonctionnelle avant d'être organique; que la période des troubles fonctionnels est la plus intéressante, et que c'est seulement au cours de cette période, d'une durée souvent fort longue, que nous pouvons rendre à nos malades des services réels et efficaces: lorsque l'intérêt de l'anatomopathologiste commence à s'éveiller, le rôle du médecin est bien près de finir. Enfin, c'est la palpation du ventre qui nous fournira la preuve que les troubles fonctionnels des différents viscères sont bien créés et entretenus par les désordres de la fonction digestive ; c'est grâce à la palpation du ventre que cette notion capitale, entrevue par un grand nombre de cliniciens de la plus haute valeur, cesse d'être un simple concept théorique, pour devenir une vérité de fait.

Cette phase des troubles fonctionnels, la clinique hospitalière nous la montre rarement, car les malades ne se présentent et on ne les reçoit généralement à l'hôpital qu'à la période des lésions organiques confirmées. Ceci nous explique que le jeune médecin, au début de sa pratique, ne reconnaisse plus le terrain solide sur lequel il avait opéré pendant le cours de ses études. C'est du moins l'impression que j'ai éprouvée moi-même. Je n'avais plus seulement à faire à des albuminuriques ou à des cardiaques, à des cirrhotiques ou à des cancéreux, mais fréquemment à des malades dont les malaises me déconcertaient par leur étrangeté ou leur incohérence. En vain je faisais appel à mes souvenirs classiques ; la lumière ne jaillissait de nulle part. J'en étais arrivé à redouter l'heure de la consultation ; parfois, en écoutant le récit du malade, je me demandais, profondément troublé, si je me tirerais à mon honneur d'une tâche que je jugeais bien difficile, et mon anxiété était d'autant plus grande que je me trouvais en présence d'un individu d'une culture intellectuelle plus élevée et par cela même moins décidé à se payer de consolations banales ou de phrases creuses. Aujourd'hui, avec l'appui de l'exploration abdominale, nous avons plus de confiance en nous-même, et les circonstances deviennent moins fréquentes où, dans le domaine médical proprement dit, qui est le nôtre, nous ne pouvons arriver à nous faire de nos malades une idée suffisante pour nous satisfaire l'esprit et nous inspirer la conduite à suivre.

C'est pendant la période des troubles fonctionnels qu'il importerait le plus d'être fixé sur la nature réelle des malaises que présente le malade et c'est alors cependant que l'incertitude est le plus grande. C'est pendant cette période que le patient erre de médecin en médecin, souvent incompris, parfois rebuté, rapportant mélancoliquement après chaque nouvelle consultation, avec une vague ordonnance, un nouveau diagnostic aussi chancelant que les précédents ; jusqu'au jour où l'apparition d'une grosse lésion viscérale fait cesser l'incertitude et met tous les consultants d'accord. Quant aux troubles morbides qui caractérisent cette période, leur multiplicité, leur incohérence, leur allure indécise, sont bien faites pour déconcerter et décourager le médecin. Ce sont, par exemple, des douleurs abdominales que l'on essaye de rattacher à l'utérus et pour lesquelles le gynécologiste est vainement consulté ; parfois, de véritables accidents utérins (hémorrhagies, etc.) dont l'origine reste obscure et qu'un traitement spécial ne peut faire disparaître. Ce sont, d'autres fois, des douleurs lombaires ou interscapulaires, des névralgies intercostales, que l'on qualifie de rhumatismales et qui, au grand étonnement des naïfs, résistent au salicylate de soude ; des points sur le cœur, des palpitations épigastriques, qui font penser à une affection cardiaque et que l'on ne craint pas de traiter par la digitale ; des douleurs dans l'hypocondre droit que l'on considère comme des coliques hépatiques frustes. Ce sont, dans d'autres circonstances, des malaises plus vagues encore, sans localisation bien nette, que l'on attribue légèrement à une soi-disant neurasthénie ou à l'hystérie : accès de fièvre rebelles au sulfate de quinine, insomnie avec cauchemars, crises nerveuses d'allure bizarre, sensations de boule ou d'étouffement remontant de l'épigastre vers le cou, sensations de constriction de la gorge, de corps étrangers des voix digestives supérieures, faiblesse générale, tristesse, hypocondrie, etc., etc. La palpation abdominale facilite l'interprétation de toute cette phénoménologie, incompréhensible pour tant de praticiens ; elle nous en montre l'origine réelle dans les désordres de la fonction digestive, et, ce qui est mieux encore, elle nous fournit les indications du traitement qui amènera le soulagement et souvent la guérison du malade.

Nous avons prononcé tout à l'heure le mot de neurasthénie. C'est bien à propos de cette pseudo entité-morbide, à laquelle tant de bons esprits se sont refusé et se refusent encore de croire, que la nécessité et l'intérêt de la palpation abdominale éclatent avec le plus d'évidence. Quelle que soit la forme de neurasthénie à laquelle nous ayons à faire, qu'il s'agisse d'un pseudo-état neurasthénique, de la neurasthénie vraie ou bien encore de la neurasthénie héréditaire de Charcot, il est un fait certain, c'est que l'on trouve toujours du côté de l'abdomen des signes objectifs positifs, dont l'existence est antérieure à l'apparition des troubles nerveux. La tare nerveuse ne crée pas la maladie; elle ne fait qu'en exagérer les manifestations.

L'exploration de l'abdomen nous montre enfin la part prépondérante qui revient aux troubles mécaniques de l'appareil gastro-intestinal dans la symptomatologie des maladies de la digestion. Si l'importance réelle de ces troubles d'ordre mécanique est encore méconnue, c'est que l'intérêt des savants, trop enclins à demander aux seuls travaux de laboratoire la solution des problèmes biologiques, s'est concentré tout entier sur l'étude des phénomènes chimiques dont la cavité gastrique est le siège ; il semble que l'on veuille enlever, de haute lutte, l'interprétation des faits complexes, alors que la nature et la signification des faits simples, dont la connaissance peut seule conduire à la découverte de la vérité, restent encore ignorées de tous. On examine très minutieusement le suc gastrique du dyspeptique, très superficiellement le dyspeptique lui-même ; on veut connaître, heure par heure, toutes les modifications subies par la valeur H, et l'on passe à côté de signes grossiers tels que la stase cæcale ou l'hypotension de l'abdomen, sans les voir ou sans en apprécier la valeur. Toute cette chimie indigeste et obscure est lettre morte pour le simple praticien qui oscille indécis entre les alcalins et les acides, et finalement reste en présence de la triste réalité : le malade pour lequel il ne peut presque rien et qu'il se sent si souvent incapable de soulager. C'est à ce praticien, aux prises avec les difficultés de notre profession, que nous nous adressons. Il a entre les mains un procédé d'investigation capable de lui rendre les plus grands services, et en même temps très simple, l'exploration systématique de l'abdomen qu'il devra pratiquer non seulement chez les dyspeptiques, mais chez tous les malades qui se confieront à lui. Elle lui fournira tous les éléments propres à lui permettre de résoudre lui-même, sans le secours des chimistes, le problème intéressant de la nature et du traitement de la dyspepsie. Il trouvera dans l'examen méthodique des organes de la digestion l'explication d'un certain nombre de phénomènes obscurs ; il apprendra à connaître la nature d'une série de manifestations morbides, dont l'origine est généralement méconnue, et partant le traitement incertain ; il aura conscience qu'il remplit un rôle réellement utile dans des circonstances où naguère encore il avouait son impuissance ; il aura parfois la satisfaction de réconcilier avec la médecine ces malades découragés, qui n'ont trouvé nulle part ni soulagement ni consolation, à qui notre art n'inspire plus ni confiance, ni estime, et qui vont répétant à qui veut bien les écouter cet aveu pénible pour notre amour-propre : « Je ne me suis mieux porté que du jour où j'ai cessé de consulter, où je me suis soigné moi-même. »

CHAPITRE II

LE VENTRE A L'ÉTAT PHYSIOLOGIQUE

I. Caractères objectifs d'un ventre normal.— II. Les gaz de la cavité digestive ; double rôle de l'air : rôle excito-tonique et rôle mécanique. — III. La tension gazeuse abdominale ; ses caractères physiologiques ; ses variations ; ses relations avec la vigueur physique ; évolution de la tension abdominale chez l'homme sain. — IV. Les segments du tube digestif à l'état normal. — V. Importance de la mécanique digestive ; rôle excito-tonique de l'aliment.

I

Le ventre présente à l'état physiologique, soit dans sa configuration extérieure, soit dans sa tension, un ensemble de caractères qu'il est important de connaître avant d'aborder l'étude du ventre des malades.

Si l'on se reporte à tout ce que nous savons de l'origine et de la nature de la dyspepsie (1), si l'on a présents à l'esprit l'ancienneté de la maladie, tous les assauts qu'a dû subir la tonicité digestive depuis le jeune âge, vices d'alimentation, écarts de régime, excès de boissons, etc., si l'on ne méconnaît point l'influence désastreuse sur l'estomac et l'intestin de la plupart des maladies aiguës, il semble que le ventre normal réponde plutôt à une idée théorique qu'à la réalité. La fréquence des signes objectifs que nous avons appris à reconnaître comme les signes physiques de la dyspepsie — fréquence qui implique pour nous l'importance

(1) Sigaud : Traité des troubles fonctionnels mécaniques de l'appareil digestif (Doin, 1894).

du tube digestif en clinique générale et nous a fait ériger en principe la palpation systématique de l'abdomen chez tous les malades — a servi d'argument à quelques esprits prévenus qui ne veulent voir dans les déformations ou la flaccidité de l'abdomen, dans les altérations de volume et de consistance du colon, que des phénomènes objectifs sans importance et même l'expression de l'état physiologique.

En réalité, l'intégrité du tube digestif est rare ; nous en connaissons les raisons ; on n'en rencontre pas moins, chez des jeunes gens ou des adultes vigoureux, des ventres qui, par leur configuration extérieure et l'état de leur tension, se rapprochent autant qu'il est possible de le désirer du ventre idéal que la théorie nous laisse entrevoir.

A l'état normal le ventre revêt une forme assez régulièrement ovoïde, sa surface ne présente ni saillie, ni dépression ; la cicatrice ombilicale en occupe approximativement la partie centrale. Il ne subit pas l'influence des changements de position ; il ne tombe pas dans la station verticale ; on ne le voit pas, dans la station couchée, s'affaisser ou déborder, sur les côtés, les épines iliaques ; enfin, son volume reste à peu près constamment le même, quel que soit le moment de la phase digestive où l'on en pratique l'examen.

Si l'on cherche à déprimer l'abdomen avec la main, on éprouve une sensation de résistance caractéristique qui n'est autre chose que la résistance opposée à la palpation par la tension des gaz contenus dans la cavité digestive, par les tuniques gastro-intestinales et par la paroi abdominale elle-même : c'est en un mot la tension abdominale. Des trois éléments qui entrent en jeu pour constituer cette tension, celui qui semble, à un examen superficiel, jouer le rôle le plus important et qui, en réalité, est le plus insignifiant, la paroi abdominale, peut être négligé. Bien plus en clinique, on doit même chercher le plus souvent à en faire abstraction ; nous verrons en effet plus tard que la musculature abdominale d'un adulte vigoureux peut masquer l'atonie réelle, subaiguë ou chronique, de l'appareil digestif, et qu'inversement, une paroi abdominale distendue par une grossesse récente peut laisser croire à une faiblesse digestive plus grande qu'elle ne l'est en réalité.

C'est sur les deux autres facteurs de la tension abdominale, à savoir la tension des gaz et l'état des parois gastro-intestinales ou plutôt l'état de la tonicité de ces parois, que la palpation nous fournit les renseignements les plus immédiats et les plus intéressants. Nous ne connaissons aucun moyen d'évaluer mathématiquement le degré de la tension abdominale et d'en enregistrer les variations ; du moins, la palpation peut-elle suffire aux exigences les plus pressantes de la clinique. Chez le sujet sain, le ventre est à la fois *rénitent, souple, élastique* ; ce sont là les caractères d'une tension abdominale normale ; il faut savoir les reconnaître, car ils nous indiquent que nous sommes en présence d'un tube digestif dont la tonicité est normale, dont la péristaltique est régulière. Quelques considérations physiologiques vont nous le démontrer.

II

L'estomac et l'intestin contiennent une certaine quantité de gaz. Que sont ces gaz? produits de décomposition ou de fermentation, produits de la sécrétion glandulaire ou de l'exhalation des vaisseaux? Toutes ces hypothèses ont été émises; elles peuvent être justes, mais elles ne sont pas l'expression absolue de la vérité. La plus grande partie des gaz de la cavité digestive est constituée par de l'air, ce qui n'a rien de surprenant, si l'on songe que la cavité digestive est en communication directe avec l'atmosphère extérieure, et qu'une certaine quantité d'air, indépendamment de celui dégluti à vide, respiré par l'œsophage, pour ainsi dire, est introduite dans l'estomac par la déglutition de la salive, des aliments et des boissons.

L'air a sur les parois digestives une action évidente, action tonique, excito-motrice. Certains dyspeptiques savent très bien qu'en avalant quelques gorgées d'air, ils peuvent accélérer le travail d'une digestion laborieuse ou pénible. C'est surtout l'air avec toutes ses qualités vivifiantes et dépouillé de toutes ses impuretés, tel qu'on le trouve loin des agglomérations humaines, qui jouit des propriétés toniques les plus remarquables. Mille faits d'observation le démontrent.

A la campagne, même chez l'individu bien portant, l'appétit est meilleur, la digestion plus rapide, les évacuations alvines plus abondantes. Maint excursionniste sain et vigoureux, dont les fonctions intestinales sont normales et régulières, a pu remarquer, et non sans étonnement, que pendant un séjour dans la montagne, ses selles ont un volume énorme et inaccoutumé. Cette exonération abondante s'explique non seulement par la quantité des aliments ingérés qui est accrue, mais encore par une activité plus grande de la péristaltique intestinale ; elle nous montre, disons-le en passant, que dans les conditions où vit ordinairement le sujet, malgré toutes les apparences contraires, l'évacuation du colon est insuffisante et qu'il doit se produire, à la longue, une surcharge du gros intestin.

Le dyspeptique qui passe de l'air confiné de la ville à l'air saturé d'oxygène de la campagne est parfois surpris du changement rapide qui se produit dans son état : il n'est plus obligé de choisir et de peser ses aliments; « tout passe », les mets les plus grossiers, les boissons les plus irritantes. Cette action de l'air est pour ainsi dire instantanée; c'est d'un jour à l'autre, souvent au bout de quelques heures qu'elle se manifeste. Tel sujet, qui la veille redoutait et évitait le moindre écart de régime, se livre sans ménagement le lendemain aux fantaisies gastronomiques les plus invraisemblables, sans que son estomac paraisse en souffrir ; il sait, par expérience, qu'il n'a rien à craindre et que « le grand air » fera glisser silencieusement la masse alimentaire ingérée, quelque copieuse qu'elle soit. Nous connaissons des jeunes filles, des enfants habituellement constipés, dont le jour d'arrivée à la campagne est signalé par une débâcle intestinale abondante ; le fonctionnement de l'intestin reste normal tant que dure la villégiature. Nous avons vu, chez ces mêmes sujets, le retour à la ville ramener rapidement l'irrégularité des selles, et cela soit d'une façon progressive, soit d'une façon instantanée, le premier jour étant marqué par une exonération manifestement insuffisante de l'intestin ou même par la suppression absolue de la selle quotidienne. Signalons, dans le même ordre d'idées, ces diarrhées anciennes et rebelles que l'on voit s'améliorer ou disparaître sous la seule influence d'un changement d'air.

Si l'on veut bien se rendre compte de la façon dont agit la cure d'air sur l'état général d'un sujet, il ne faut pas oublier *l'action directe de l'air sur les voies digestives* ; il est des cas où cette action a manifestement une part prépondérante, sinon exclusive, dans le relèvement du convalescent. Un malade est arrivé au dernier degré du marasme digestif ; l'appétit est nul, l'affaiblissement extrême ; on hésite à lui imposer un voyage de quelques heures, tant son état semble précaire. Il quitte l'atmosphère lourde et déprimante de la grande ville ; à peine arrivé à l'air libre, il ne paraît plus le même ; il se redresse, sa physionomie s'éclaircit, la vie lui revient, il mange avec appétit ; hier, ce matin encore, il était à peu près incapable de se lever seul de son fauteuil ; maintenant il peut, sans soutien, faire une courte promenade.

Dans tous les exemples que nous venons de citer et que nous pourrions multiplier, les modifications sont trop rapides ; elles portent d'une façon trop spéciale et trop manifeste sur les fonctions gastro-intestinales, pour qu'on puisse les attribuer à autre chose qu'à l'effet direct de l'air oxygéné sur les voies digestives.

On ne saurait invoquer, pour expliquer les modifications fonctionnelles locales ou générales, une heureuse action de l'air et de l'exercice sur les tissus, le sang, le système nerveux. Les résultats obtenus sous cette influence sont certes indiscutables, mais ils sont plus lents à s'établir ; ils sont, dans tous les cas, postérieurs au relèvement des forces digestives, et ce relèvement lui-même ne comporte point d'interprétation première plus simple, plus claire et plus logique, que l'action directe, locale d'un air vivifiant et tonique sur les parois de l'estomac et de l'intestin.

Nous pourrions, pour compléter et confirmer l'idée que nous défendons, citer les cas où l'action de l'air sur les voies digestives, loin d'être favorable, se manifeste par des troubles fonctionnels plus ou moins graves. On se rend facilement compte qu'un agent physique, capable d'agir d'une façon salutaire sur un tube digestif encore vigoureux dont la tonicité sommeille et qui n'attend qu'un coup de fouet pour entrer en activité, puisse avoir une influence désastreuse sur un tube digestif en état de spasme ou d'atonie avancée. Mais, quelque intérêt que présente cette question, nous ne la développerons pas. Tous les faits que nous aurions à produire nécessiteraient, pour être compris, des considérations trop longues ; écourtés, ils n'auraient pas la précision rigoureuse que le lecteur est en droit d'attendre et que nous demanderions nous-même. Nous avons conscience, du reste, combien, dégagés des liens qui les relient à l'observation clinique, ils perdent de leur intérêt et de leur vie ; c'est seulement recueillis de la bouche du malade, confirmés par les anamnestiques et tous les détails de l'histoire de la maladie, qu'ils sont réellement saisissants et instructifs.

Les gaz de la cavité digestive, considérés indépendamment de leur nature, ont un rôle mécanique important à remplir. Il est hors de doute que l'estomac et l'intestin n'agissent pas directement sur leur contenu liquide ou solide, dont la masse n'est jamais assez considérable pour être embrassée dans un contact immédiat par les parois musculoélastiques de l'organe. Sans la couche de gaz qui fournit un point d'appui à la poche contractile, la malaxation des aliments dans l'estomac serait certainement très imparfaite ; la progression du chyle dans l'intestin grêle, des résidus de la digestion dans le colon ne se ferait que de la façon la plus irrégulière et avec une certaine difficulté. Les gaz jouent ici un rôle analogue à celui que jouent en mécanique certains appareils chargés de régulariser et d'utiliser toutes les ressources d'une force donnée. Ce n'est pas là, d'ailleurs, une simple vue de l'esprit. En clinique, la palpation nous montre jusqu'à l'évidence cette lenteur et cette irrégularité du péristaltisme dans ces ventres affaissés où les parois digestives semblent collées sur leur contenu ; *le meilleur signe d'une circulation gastro-intestinale plus active est toujours le relèvement de la tension gazeuse.*

III

On comprend facilement que les gaz rempliront d'autant mieux leur rôle de régulateur qu'ils seront sous tension plus élevée, que cette tension sera plus uniforme et plus constante.

Si la tension est basse, une partie de l'effort péristaltique sera perdu ; elle ne doit pas cependant s'élever au-dessus de certaines limites qu'il est impossible, on le conçoit, de bien préciser objectivement, mais qui en réalité constituent les limites mêmes de l'élasticité des tuniques gastro-intestinales. C'est dans les cas où la tension gazeuse a de la tendance à s'exagérer que l'on voit survenir la dilatation avec hypertrophie compensatrice du tube digestif, comme nous le montrerons plus tard.

La tension gazeuse doit, en outre, rester à peu près uniforme ou du moins ne varier que dans des proportions restreintes ; et ces variations elles-mêmes doivent se produire d'une façon lente et progressive. Nous aurons l'occasion de montrer plus loin que c'est surtout aux variations brusques de la tension dans les ventres à tension ordinairement faible, qu'il faut attribuer toute une catégorie de malaises très pénibles pour les dyspeptiques : les vertiges, les défaillances, les sensations de vide, etc...

Or les différentes conditions que nous venons d'envisager, *tension minima et tension constante*, ne peuvent trouver leur réalisation que dans les tubes digestifs dont la tonicité est normale et se trouve prête à obéir à la moindre sollicitation de ses excitants physiologiques. En effet, on n'aura jamais qu'une tension faible, dans une cavité digestive atone qui se laisse passivement distendre par les gaz lorsque ceux-ci se dilatent ou qui ne revient que difficilement sur elle-même quand ils se condensent ; de plus, les variations de la tension seront fréquemment, dans ces conditions, brusques ou considérables. La palpation révèle dans ces cas un ventre ballonné ou affaissé, toujours mou et dépressible.

Au contraire, chez l'individu bien portant, pendant la période qui suit l'ingestion des aliments, lorsque le sang afflue dans l'estomac et dans l'intestin, lorsque les gaz se dilatent, la tension intra-abdominale reste élevée grâce au tonus des tuniques gastro-intestinales qui s'oppose à l'expansion des gaz et à la dilatation passive de la cavité qui les renferme.

Pendant la période de repos digestif, la tension abdominale conserve encore ses caractères physiologiques, malgré la diminution de l'éréthisme fonctionnel et la condensation des gaz, parce que les tuniques musculo-élastiques de l'estomac et de l'intestin subissent un retrait sur le contenu de la cavité de ces organes, et ce retrait à la fois actif, lent et progressif s'oppose à de brusques variations dans la tension des gaz. Aussi, chez l'individu sain, le ventre garde-t-il ses caractères de rénitence et d'élasticité, aux différentes phases de l'acte digestif ; il conserve également sa configuration habituelle et son volume normal, car c'est la tension abdominale qui commande l'aspect extérieur du ventre, et nous verrons que chez les malades dont la tension abdominale subit des variations très accentuées, la forme et le volume de l'abdomen sont également très variables.

En résumé, tension gazeuse intra-abdominale et tonicité digestive sont deux termes corrélatifs (1) qui subissent des variations parallèles; nous trouvons ici l'application de cette loi de la physique: la pression des gaz contenus dans une cavité est égale à la pression que les parois de cette cavité exercent sur ces gaz. Tant que la tonicité digestive est normale, la tension gazeuse se maintient à son niveau physiologique; lorsqu'elle s'épuise, la tension gazeuse baisse; la tonicité gastro-intestinale est donc le régulateur de la tension du ventre, et la palpation de l'abdomen nous fournit des renseignements précieux sur l'état du tonus digestif, c'est-à-dire sur la force digestive mécanique.

Au phénomène objectif de tension abdominale physiologique correspond un état subjectif particulier, caractérisé par une sensation toute particulière de bien-être et de vigueur, qui est surtout nettement accusée après le repas. Cet état dure aussi longtemps que persistent l'éréthisme produit par l'introduction des aliments dans la cavité gastro-intestinale et l'élévation de la tension gazeuse qui l'accompagne; à mesure que les réactions digestives s'éteignent, que les phénomènes de circulation et de sécrétion se ralentissent et que les gaz se condensent, la tension abdominale baisse progressivement, le besoin de réparer les forces de l'organisme se fait sentir, la sensation de faim apparaît. Cette période d'éréthisme normal est plus ou moins longue suivant le degré d'intégrité du tonus digestif; chez l'homme bien portant elle dure en moyenne de cinq à six heures; le repos, le sommeil la prolongent; le proverbe « qui dort dîne » exprime sous une forme facétieuse une vérité physiologique. Chez certains malades,

____

(1) En réalité ces deux termes se confondent; si nous les avons dissociés, c'est uniquement pour les besoins d'une description didactique.

cette période peut être très courte : la tension abdominale baisse rapidement ; le malade se sent vite envahi par une faiblesse indéfinissable ; ce n'est plus de la faim qu'il éprouve, c'est une pénible sensation de vide, un impérieux besoin de prendre.

La tension abdominale se maintient dans les limites compatibles avec la sensation physiologique de réconfort et de bien-être, toutes les fois qu'il existe un rapport à peu près adéquat entre l'état de la tonicité ou force digestive, d'une part, et les qualités excito-motrices ou toniques des aliments ingérés, d'autre part. Une alimentation trop excitante se traduira par une suractivité des actes de la digestion, une hypertension passagère et des phénomènes de réaction plus ou moins violents : congestion de la face, tension épigastrique, torpeur, etc. Avec un régime d'une tonicité insuffisante, l'éréthisme et la tension abdominale restent au-dessous de leurs limites normales, la sensation de réconfort est peu marquée, la faiblesse apparaît, le besoin de prendre de nouveau des aliments se fait rapidement sentir. Pour l'ouvrier mal nourri, les habitudes alcooliques ne sont que trop souvent une nécessité à laquelle il lui est difficile de se soustraire.

Ces phénomènes seront d'autant plus marqués que le tonus digestif sera plus faible et par conséquent la tension abdominale moins élevée : ceci nous explique pourquoi il est parfois si difficile de régler la diététique de certains malades chez lesquels l'épuisement de l'appareil gastro-intestinal est déjà notable, car il s'agit d'utiliser toutes les forces digestives disponibles, sans dépasser les limites mêmes de ces forces. En pareil cas, un régime tonique n'a pas toujours sur la tension abdominale et l'état général une influence heureuse ; l'intensité des réactions, résultant du défaut d'équilibre entre le travail imposé et les organes chargés de le remplir, loin de procurer une sensation de bien-être, produit un état d'accablement et de malaise des plus pénibles : c'est ce que l'on observe chez ces jeunes filles ou jeunes femmes anémiques qui, malgré les vins généreux et les viandes saignantes, voient leurs forces péricliter de jour en jour, leur tube digestif s'épuisant dans un travail au-dessus de son énergie. D'autre part, un régime émollient, s'il n'est pas capable de mettre en jeu la majeure partie de l'activité digestive, exercera sur l'estomac et l'intestin une influence tout aussi désastreuse ; on voit, après quelques semaines ou même quelques jours d'un traitement lacté intempestif, les voies digestives tomber dans un état de torpeur dont il est difficile de les faire sortir, et les malades perdre leur énergie et décliner rapidement.

La relation de la tension abdominale ou plus exactement du tonus digestif avec la force générale est un fait bien digne d'être médité, car il nous éclaire sur un certain nombre de phénomènes normaux ou pathologiques dont l'interprétation serait d'ailleurs des plus obscures. Le ventre tendu est le ventre des individus vigoureux ; la tension abdominale est pour nous le critérium le plus certain de la résistance organique. Lorsque sous l'influence des progrès de l'âge, la vigueur physique s'épuise, on voit parallèlement le ventre perdre sa rénitence et son élasticité. Il n'est pas de médecin qui n'ait eu l'occasion d'observer un de ces malades qui n'accusent comme troubles fonctionnels qu'une lassitude générale et un accablement profond. Leur aspect extérieur ne laisse rien soupçonner de l'affaissement de leur organisme ; ils respirent la santé et la vie ; cependant ils sont sans force, sans énergie ; le moindre effort les met à bas ; ils sont sans cesse en sueur, ou redoutent le froid d'une façon exagérée et se couvrent de vêtements épais, même au cœur de l'été. Particularité des plus intéressantes, c'est immédiatement après l'ingestion des aliments, ou dans les premières heures qui suivent le repas que la faiblesse est le plus grande ; loin de les réconforter, le travail de la digestion les anéantit. Explorons le ventre de ces malades, nous le trouverons toujours sans tension, parfois affaissé et vide. Et si, grâce à une hygiène alimentaire et générale convenable, les forces viennent à renaître, la palpation nous montrera la cause réelle de l'amélioration dans le relèvement du tonus gastro-intestinal et de la tension gazeuse intra-abdominale.

Nous verrons dans les chapitres suivants les modifications importantes subies par le ventre dans sa configuration et sa tension, sous l'influence des diverses causes qui, au cours de l'existence, viennent sans relâche battre en brèche la vitalité du tube digestif. Ces modifications se rencontrent si fréquemment, il est si peu d'individus parmi ceux qui viennent se soumettre à l'examen du médecin qui ne présentent ou n'aient présenté à un moment donné un développement exagéré ou un affaissement de l'abdomen, et dont la tension gazeuse abdominale ait gardé ses caractères normaux de fermeté et d'élasticité, que l'on en arrive à considérer l'intégrité des voies digestives comme une rareté sinon comme un paradoxe. Les caractères de forme et de tension que nous avons assignés au ventre normal ne répondent-ils donc qu'à un type de durée éphémère et bientôt modifié par la maladie ? L'observation nous montre qu'il n'en est pas toujours ainsi, et que chez quelques sujets privilégiés, la tension abdominale, c'est-à-dire la tonicité digestive, obéit aux lois d'une évolution spéciale, bien différente de l'évolution morbide, et que nous pouvons qualifier de physiologique.

On rencontre en effet des gens vigoureux qui ont vieilli sans jamais être touchés d'une façon trop marquée par la maladie ; le tirage gastro-intestinal a toujours été régulier ou largement suffisant, la tonicité digestive a toujours été à la hauteur de sa tâche ; l'embonpoint n'a jamais varié ou n'a subi que des oscillations insignifiantes. Ce n'est qu'à la longue, à mesure que l'organisme s'usait, que sans réaction, sans violence, les fonctions digestives comme toutes les autres fonctions de l'économie, sont devenues plus languissantes. L'appétit s'est maintenu, mais moins robuste et moins impérieux ; inconsciemment, en prenant des années, le vieillard a modifié son régime et sa manière de vivre, et réglé son ali-

mentation sur ses forces digestives. Le ventre conserve sa forme
normale aussi bien dans la station debout que dans la station couchée. Seule la palpation permet de constater les modifications que
l'épuisement sénile a progressivement déterminées dans l'état de
la tonicité digestive. Sous la paroi abdominale amincie, parche-
minée et comme semée de noyaux fibreux ou musculaires, la main
a la sensation d'un tube digestif faible : la rénitence du ventre
est nettement amoindrie, mais l'élasticité subsiste encore. Nous
sommes en présence d'une usure physiologique, non d'un état
morbide véritable.

IV

Indépendamment de la sensation bien spéciale de rénitence
élastique, caractérisque d'une tension physiologique, la palpation
de l'abdomen nous fournit-elle des renseignements positifs sur
l'état des différents segments du tube digestif, estomac, intestin
grêle, colon ?

Lors des premières publications de Glénard, l'opinion fut presque unanime à déclarer que la perception des segments du colon
était un fait normal, et maintenant encore, on entend fréquemment répéter que le boudin cœcal, entre autres, se rencontre indis-
tinctement chez tous les sujets, et que sa signification est à peu
près nulle. C'est traiter la question trop légèrement. En réalité,
le colon ascendant, pour ne parler que du segment le plus accessible à la palpation, ne se présente pas toujours sous la forme d'un
boudin, ainsi que nous le verrons plus tard, et ce boudin lui-même
offre des variétés infinies de tension et de consistance. De plus, il
est des cas où, malgré une hypotension prononcée qui rend la
fouille de l'abdomen très facile, le colon n'est perceptible sur
aucune partie de son trajet, ou ne l'est qu'en quelques points seulement et après une palpation minutieuse, sous la forme d'un

ruban aplati ou d'un cordon sténosé. Il n'est donc pas exact de dire que le boudin colique est un fait constant ; il ne l'est pas moins de regarder le relief d'une portion quelconque du tube digestif comme un phénomène physiologique.

Nous savons, en effet, que c'est grâce à l'intermédiaire des gaz que l'intestin peut agir d'une façon efficace sur son contenu solide ou liquide, pour en assurer la progression régulière. Dans un intestin privé de gaz, le contact des tuniques musculo-élastiques avec le bol alimentaire ou résidual beaucoup trop réduit pour la capacité de l'organe, ne serait jamais assez intime pour que la malaxation ou la translation pût s'effectuer d'une façon satisfaisante. Au contraire, tant que la tension gazeuse se maintient à son niveau physiologique, les phénomènes mécaniques de la digestion se déroulent dans toute leur intégrité et la translation du bol alimentaire s'effectue progressivement le long du canal gastro-intestinal ; mais, dans ce cas, aucun segment de l'intestin ne se présente sous la forme d'un relief isolable par la palpation. Les anses intestinales, tassées les unes contre les autres dans l'intérieur de l'abdomen, distendues à leur maximum par les gaz, ne donnent que la sensation d'une cavité unique, sonore, souple et rénitente, et, lors même qu'il serait possible de palper individuellement chacune de ces anses, elles se présenteraient non sous la forme d'un boudin plus ou moins crépitant ou d'un cordon plus ou moins dur, mais sous celle d'une ampoule offrant les caractères de la tension abdominale normale, c'est-à-dire la fermeté, la souplesse et l'élasticité.

Nous pouvons conclure de ce qui précède que tout segment de l'intestin, dont on peut par la palpation percevoir les contours et la forme et apprécier le contenu solide ou liquide, est un segment où la tension gazeuse n'est plus capable d'assurer un fonctionnement physiologique ; les tuniques musculo-élastiques manquant du point d'appui qui leur est nécessaire, ne peuvent utiliser toutes les ressources d'une tonicité déjà insuffisante par elle-même ; la progression des ingesta n'est plus ni uniforme ni régulière : nous sommes en présence d'un intestin pathologique.

Ce que nous venons de dire de l'intestin s'applique également à l'estomac. Chez un individu bien portant, l'estomac ne forme aucune saillie ; il se confond, dans la palpation générale de l'abdomen, avec les autres segments du tube digestif, en raison de la tension des gaz de sa cavité. Son contenu ne peut être perçu ni par la palpation ni par la succussion tant que cette tension se maintient à son niveau physiologique. On a beaucoup discuté sur le clapotage gastrique, sur sa fréquence, sur sa signification, sur sa valeur réelle ; nous y reviendrons plus tard, nous bornant, pour le moment, aux considérations suivantes : tout estomac qui est le siège d'un clapotage est un estomac où la tension gazeuse est plus ou moins diminuée, et le bruit de collision des liquides et des gaz est d'autant plus marqué et facile à provoquer que la tension est plus faible ; de plus, le clapotage est continu ou intermittent, suivant les variations de la tension. Ceci nous explique qu'il ne soit possible de le constater, chez les malades dont les réactions digestives sont encore intenses, que quelques heures après le repas, lorsque la tonicité digestive s'est épuisée et que la tension intra-stomacale a baissé ; tandis qu'on l'observe à toutes les phases de l'acte digestif chez d'autres malades dont la tension abdominale et gastrique est constamment au dessous de son niveau physiologique.

V

Les considérations physiologiques qui précèdent nous montrent l'importance des phénomènes d'ordre mécanique dans le travail de la digestion. Elles nous laissent entrevoir, d'une part, tout un enchaînement de désordres fonctionnels, locaux ou généraux, consécutifs à l'insuffisance de la tension gazeuse et du péristaltisme gastro-intestinal ; d'autre part, toute une série de troubles secondaires liés à la progression lente et irrégulière du bol alimentaire dans la cavité digestive : nous faisons allusion en ce moment aux troubles du fonctionnement chimique de l'estomac et de l'intestin. Puisque parmi les différents actes de la digestion, les actes moteurs nous apparaissent comme les premiers dans l'ordre de succession naturelle, il est légitime de penser que de leur intégrité dépend, pour une bonne part, l'intégrité des actes digestifs ultérieurs, et que les désordres de la motricité peuvent exercer sur le chimisme gastro-intestinal une influence pernicieuse. Le bol alimentaire doit traverser le tube digestif dans un temps donné ; il doit rester dans chaque segment un laps de temps suffisant pour y subir l'action des différents sucs digestifs ; tout retard ou toute accélération dans la traversée d'un segment doit entraver les actes digestifs ultérieurs, altérer le chyme, troubler la circulation, modifier les sécrétions, mettre obstacle à l'absorption, etc. Le tube digestif est donc avant tout un organe moteur ; la vie de l'élément glandulaire semble, jusqu'à un certain point, liée à l'activité de la fibre musculaire. Dans tous les cas, et l'observation le prouve, régulariser le travail mécanique de la digestion, c'est du même coup rétablir l'ordre dans la fonction digestive tout entière.

Nous irons même plus loin et nous montrerons que tous les actes de la dynamique digestive, sans distinction, les actes chimiques aussi bien que les actes mécaniques, relèvent, au même titre les uns que les autres, de l'état du tonus de la fibre musculaire gastro-intestinale. Pour que le tube digestif puisse remplir avec toute la régularité désirable la série de ses diverses fonctions motrices, sécrétoires, chimiques, etc., il est nécessaire qu'il se trouve préalablement dans un certain état d'aptitude fonctionnelle, lequel se traduit objectivement par un degré suffisant de tonicité et de tension. Cet état de demi-repos ou plutôt d'activité latente, grâce auquel la fibre musculaire est prête à entrer en contraction, avec le minimum d'effort et de temps perdu, est la manifestation la plus tangible et la plus implicite de l'énergie vitale d'un tube digestif. Cet état est une condition anatomo-physiologique de première nécessité ; il est le criterium qui nous permet de reconnaître que nous sommes en présence d'un tube digestif offrant toutes les ressources indispensables à la mise en train de cet acte complexe qu'est la fonction digestive. Tonus et tension nuls ou tonus et tension faibles, équivalent à tube digestif inerte ou défaillant, et par conséquent inapte à entrer en fonction. Nous ne saurions nous figurer les actes chimiques de la digestion aussi bien que les actes moteurs se déroulant dans toute leur intégrité et toute leur perfection dans un tube digestif qui à l'état statique est sans tonicité, parce que la tonicité est pour lui l'expression même de la vie, et que l'insuffisance de tonicité implique la langueur de tous les phénomènes vitaux, quels qu'ils soient, dont il est le siège. Nous pouvons comparer le tube digestif en état de tonus normal à une machine sous pression convenable et prête à fonctionner dès qu'on ouvrira la prise de vapeur ; le tube digestif en état de tonus faible à une machine sous pression insuffisante et par cela même incapable de fournir un travail utile.

Loin donc de méconnaître ou de nier l'existence des troubles du chimisme gastro-intestinal, nous leur accordons leur juste part, et nous leur assignons la place légitime qui leur revient dans la maladie, au point de vue de la physiologie pathologique, comme au point de vue clinique, en les considérant comme des désordres secondaires aux troubles de la motricité. L'observation nous montre que leur rôle dans la genèse des phénomènes subjectifs est des plus réduits ; mais on comprend que, même dans les cas où ce rôle prendrait une importance plus réelle, ce soit encore l'état de la tonicité digestive qui fournisse les plus pressantes indications, puisque c'est de son intégrité que dépend la mise en train régulière de tous les actes de la digestion.

Le tonus gastro-intestinal est entretenu d'une façon permanente

et régulière par l'introduction des aliments dans la cavité digestive. L'aliment exerce sur la tonicité, c'est-à-dire sur la vie du
tube digestif, une influence de premier ordre et d'une nature toute
spéciale. L'aliment est pour le tube digestif ce que le sang est pour
le cœur, l'agent naturel de sa motricité et de son activité fonctionnelle. De même que le sang, avant d'apporter au muscle cardiaque les éléments au contact desquels les cellules striées doivent
se régénérer, agit d'abord comme un excitant sur les parois internes
du cœur pour solliciter les contractions rythmiques de cet organe;
de même, avant de commencer le cycle de ses transformations,
avant de servir à réparer les désordres causés par l'usure fonctionnelle des éléments anatomiques, l'aliment, par le seul effet de
sa présence dans la cavité digestive et de son contact avec la
muqueuse gastro-intestinale, fournit au tube digestif l'énergie et
l'excitation indispensables à son fonctionnement. Cette notion du
rôle excito-moteur de l'aliment est de la plus haute importance;
c'est elle qui doit servir de fondement à la diététique; elle prime
de beaucoup la question de digestibilité qui, malgré les maigres
résultats pratiques qu'elle a donnés, est périodiquement l'objet de
volumineux mémoires.

Qu'un homme harassé par une longue marche et à jeun depuis
plusieurs heures absorbe une tasse de bouillon chaud; vous voyez
cet homme, tout à l'heure incapable de mettre un pied devant
l'autre, se redresser plein d'énergie. Qui ne reconnaîtrait dans ce
simple fait l'influence merveilleusement salutaire de l'aliment sur
la tonicité digestive, et de celle-ci sur la vigueur de l'organisme?
Que nous importe que ce bouillon ait ou non des qualités nutri-
tives, et que des théoriciens aient pu le condamner au nom de la
chimie biologique? Le bon sens public ne se laisse pas prendre,
du reste, à ces données spéculatives; il sait parfaitement qu'une
tasse de bouillon est un excellent apéritif et qu'un consommé
au début d'un repas qui doit être copieux prépare admirablement
les voies digestives au travail qui va leur être imposé. Tout ali-

ment introduit dans un estomac languissant ou paresseux, et qui n'est pas capable de secouer par le seul fait de sa présence la torpeur digestive, de réveiller en un mot la tonicité gastro-intestinale, est un aliment qui sera mal toléré et qui de plus ne sollicitera que de la façon la plus imparfaite l'activité glandulaire. C'est ainsi que l'on peut expliquer la répugnance de toute une catégorie de malades pour les lunchs et les dîners froids, et non par une insuffisance ou un trouble directs des phénomènes sécrétoires.

Nous venons de montrer que le ventre, chez les sujets sains, présente certains caractères de forme, de volume et de tension qui sont à la fois la condition anatomique indispensable et le criterium objectif certain d'un fonctionnement régulier de la mécanique digestive : c'est déjà avoir établi en principe que toute modification, même partielle, de cet état anatomique normal doit éveiller chez le médecin l'idée d'un trouble dans la progression régulière du contenu solide, liquide et gazeux de la cavité alimentaire. L'exploration méthodique de l'abdomen va nous montrer les changements profonds qui surviennent dans le ventre des dyspeptiques. Nous aurons à étudier successivement les altérations de forme et de volume du ventre, les modifications de la tension et de la sonorité abdominales, les aspects variés sous lesquels se présentent à la palpation les différents segments du tube digestif, enfin les troubles de statique qui se produisent dans l'appareil gastro-intestinal et dans les viscères abdominaux sous l'influence de la marche progressive de la maladie, c'est-à-dire les prolapsus viscéraux.

Les divers éléments séméiologiques que cette étude va mettre en évidence, bien qu'ayant chacun sa signification propre, n'en présentent pas moins vis-à-vis les uns des autres les corrélations les plus étroites. Comme nous l'avons dit ailleurs : « La palpation abdominale nous fournit un faisceau de signes physiques solidaires entre eux, au point de vue de la physiologie pathologique comme au point de vue clinique; ils s'expliquent et se corroborent mutuel-

lement. On ne saurait rompre l'unité de ce faisceau et en dissocier les éléments, autrement que pour les besoins de la description
didactique. Dès que l'on se trouve en présence du malade, on ne
doit pas perdre de vue les multiples liens qui les rattachent (1). »
Ce n'est pas une étude de séméiologie abdominale pure que nous
allons faire; c'est l'histoire de l'évolution morbide de l'appareil
digestif et de ses annexes.

(1) La tension abdominale chez les dyspeptiques. Congrès de Lyon, 1894.

CHAPITRE III

CONFIGURATION EXTÉRIEURE DU VENTRE

Intérêt que présente l'étude de la forme du ventre. Deux types : ventres forts ou gros ventres ; ventres faibles.

1° *Gros ventres*. — I. Relations du gros ventre et de l'obésité. — II. Evolution générale du gros ventre ; deux phases : phase de compensation et phase de déchéance. — III Incidents de l'évolution du gros ventre ; compensation intermittente. — IV. Description objective des gros ventres : ventre saillant ou en tonneau (phase de compensation) ; ventre tombant ou en besace (phase de déchéance). — V. Le gros ventre chez la femme ; relations générales de l'utérus et de l'appareil digestif. Deux formes cliniques : début précoce et évolution rapide, début tardif et évolution lente. Le gros ventre des femmes débiles est un gros ventre de déchéance. — VI. Le gros ventre des nourrissons.

2° *Ventres faibles*. — I. Définition. La phase de compensation avorte ; phase de déchéance ou affaissement du ventre. L'affaissement du ventre chez le Faible a une signification moins grave que chez le Fort. — II. Variations de volume des ventres faibles ; le ballonnement.

La diversité des aspects sous lesquels se présente le ventre des dyspeptiques, les modifications de forme et de volume qu'il subit dans le cours de l'évolution de la maladie sont des phénomènes auxquels on a jusqu'ici accordé peu d'attention. On s'explique difficilement cette indifférence.

Deux malades se présentent à notre observation : ventre étalé ou creux chez l'un, ventre arrondi et saillant chez l'autre. Entre ces deux ventres, ventre en cuvette et ventre en tonneau, le contraste est réellement trop saisissant pour qu'un esprit curieux se contente d'y voir un simple jeu de la nature, un fait banal et sans portée physiologique ou clinique intéressante. Est-il donc bien téméraire de supposer qu'il y a dans cette simple constatation de l'inégalité de forme et de volume de l'abdomen un enseignement quelconque à recueillir ? n'est-il pas légitime de penser que le tube digestif ne saurait revêtir, dans les deux cas, le même aspect anatomique, que dans le ventre plat nous avons un tube digestif affaissé ou rétracté, dans l'abdomen globuleux un tube digestif distendu ou dilaté ? N'est-on pas autorisé à affirmer que, dans ces deux ventres, d'aspect si dissemblable, les conditions qui règlent la péristaltique digestive, l'innervation et la circulation viscérales, ne sauraient être les mêmes ; que, sous ce rapport, ils se séparent également tous les deux des ventres de forme et de tension normales, et qu'à deux formes cliniques si nettement tranchées correspondent des indications spéciales pour l'hygiène alimentaire ou générale ? Ce ne sont pas là, certes, des hypothèses bien subversives ; la pratique de la palpation nous montrera que ce ne sont même plus des hypothèses, que ce sont des faits réels, faciles à vérifier.

Si, d'autre part, nous envisageons la variabilité de volume que peut présenter l'abdomen chez un même sujet pendant le cours de son existence, nous avons à considérer des phénomènes bien vulgaires, il est vrai, mais qu'en raison de leur banalité même personne n'a jamais songé à interpréter. Un malade nous présentait, il y a quelques mois, un ventre saillant, à la hauteur de l'épigastre ; nous le voyons aujourd'hui avec un abdomen dont les vestiges lui tombent sur les cuisses. Faut-il voir là simplement de l'amaigrissement ? Une semblable métamorphose a-t-elle pu s'accomplir sans s'accompagner de modifications profondes dans la statique des viscères et dans l'état de la tension de la cavité digestive ? Ces modifications ne sont-elles pas la cause même qui a présidé à la transformation de l'abdomen, et ne jouent-elles pas un rôle important dans la genèse des troubles fonctionnels graves qui surgissent à cette période de la vie du malade ? En un mot, la déchéance de l'individu, satellite de l'effondrement du ventre, n'est-elle pas la conséquence directe de l'affaissement et de l'épuisement du tube digestif ?

On voit combien de problèmes intéressants soulève ce fait banal, l'inégalité de volume du ventre, considérée soit chez deux individus différents, soit chez le même individu, à deux périodes plus ou moins éloignées de son existence: nous avons là un champ d'études inépuisable, aussi vaste qu'inexploré. L'étude de la configuration extérieure de l'abdomen présente chez chaque malade un intérêt particulier ; mais si les variétés cliniques sont nombreuses, si elles s'enchevêtrent les unes les autres, il est néanmoins possible de dégager deux types généraux, bien différenciés, autour desquels il sera facile de grouper tous les autres. Nous distinguerons donc, au point de vue de la forme extérieure du ventre, deux catégories de malades :

1° Les uns, de constitution vigoureuse, ont un ventre qui, rapidement ou par poussées successives, a acquis un développement toujours notable, parfois énorme, et qui peut subir des variations de volume souvent très marquées, tout en conservant toujours une ampleur exagérée.

2° Les autres, dont l'organisme est moins résistant, nous offrent un abdomen de volume réduit, peu saillant, souvent même affaissé, s'affaissant dans tous les cas sous l'influence des causes les plus insignifiantes pour recouvrer bientôt son aspect antérieur, présentant, dans d'autres circonstances et au plus haut degré, le phénomène du ballonnement, c'est-à-dire des augmentations rapides et passagères de volume, suivies d'un affaissement non moins rapide et du retour au volume habituel.

Donc, deux types de ventres bien caractéristiques, correspondant à deux catégories de malades bien reconnaissables en clinique. Au premier type convient naturellement la dénomination de gros ventres ; on peut également les appeler ventres forts. Nous désignerons les ventres du second type, sous le nom de ventres faibles ; si cette dénomination a l'inconvénient de n'éveiller aucune idée morphologique, elle offre du moins l'avantage de bien caractériser cliniquement les ventres auxquels elle s'applique.

GROS VENTRES

I

Les gros ventres n'ont guère été jusqu'ici qu'un sujet d'épigrammes ; ils ne sauraient toutefois rester indéfiniment le monopole des mauvais plaisants. Eh quoi ! nous nous trouvons chaque jour en présence de gens dont l'abdomen constitue une véritable monstruosité, et l'idée ne nous viendrait pas, à nous médecins, de nous demander la raison de ce phénomène anormal, de chercher ce que signifie ce gros ventre, par quels éléments il est constitué, quelles peuvent bien être les modifications subies par le tube digestif dans cette cavité énorme, quelle influence ces modifications peuvent avoir non seulement sur le travail mécanique de la digestion, mais sur l'état général du malade, sur les diverses fonctions de l'économie ! Voilà bien des problèmes ; ne méritent-ils pas d'éveiller la curiosité et l'intérêt des observateurs ?

« *Prendre du ventre* » est un phénomène critique dans la vie de l'individu et qui ne laisse pas que d'alarmer celui qui s'en voit menacé. Un peu d'embonpoint ne serait pas pour lui déplaire ; mais il sait qu'entre ce léger bedonnement qui n'est qu'une élégance de plus, aux yeux de quelques-uns, et la ventripotence qui constitue une si désolante infirmité, il n'y a qu'une question de degré. Du reste, la métamorphose d'un ventre de forme normale, c'est-à-dire uniformément et régulièrement ovoïde, en un ventre saillant et bedonnant ne s'opère pas toujours sans s'accompagner de quelques phénomènes inquiétants. Jusqu'alors rien n'était venu ébranler la confiance qu'inspire une santé florissante ; mais voici qu'en même temps que la vigueur corporelle semble prospérer encore, en même temps que les contours des membres s'arrondissent, que les méplats s'effacent, que le ventre se développe — signe évident, pour le vulgaire, d'un état de santé enviable — voici que l'apparition de certains malaises vient montrer la fragilité de cet édifice aux dehors si brillants. L'esprit est plus paresseux, le caractère plus morose ; il y a de la torpeur, de la somnolence, de la rougeur de la face après les repas, des renvois, des aigreurs vers les quatre ou cinq heures de l'après-midi. D'autres fois, la sphère digestive semble moins directement intéressée : accablement général, transpiration au moindre effort, maux de reins, rhumes fréquents et sans motifs appréciables, éruptions d'acné au visage qui se plaque vers les pommettes de rougeurs vineuses ; poussées de psoriasis ou d'eczéma, maux de têtes, migraines, etc., etc.

Chez la plupart des malades cette phénoménologie est discrète et ne revêt pas l'allure massive de la description nosologique ; elle n'en constitue pas moins, à des degrés divers, le cortège habituel de tout développement, même modéré, de l'abdomen, et ne nous permet pas de considérer celui-ci comme un phénomène physiologique. De plus, le gros ventre n'est pas, comme on pourrait le supposer, l'expression locale d'un trouble généralisé à tout l'organisme, un incident de l'obésité. C'est, au contraire, dans les troubles de la dynamique digestive, origine du gros ventre, que la clinique nous montre le *primum movens* de tout ce processus qui, chez quelques malades, aboutit à l'adiposis et aux autres accidents de « l'arthritisme. »

Si l'on consulte les mémoires écrits sur l'obésité, on s'aperçoit qu'un fait y attire et retient surtout l'intérêt des observateurs : le dépôt de la graisse dans les tissus. Le développement du ventre y est incidemment mentionné, et l'on considère, du reste, l'infiltration adipeuse de la paroi ou de la cavité viscérale comme en faisant presque exclusivement les frais. Cependant le premier symptôme apparent de la maladie, le phénomène de début qui frappe particulièrement l'attention et de l'intéressé et de son entourage, n'est-il pas ce bedonnement insidieux qui s'accroît lentement de jour en jour, précédant l'engraissement général et le devançant toujours dans sa marche progressive? Lorsque la maladie a atteint son plein épanouissement, alors que l'adiposis a envahi tous les organes et tous les tissus, transformant parfois le malade en une monstrueuse masse de graisse, le phénomène le plus saillant, le plus curieux, n'est-il pas encore cette « bedaine » énorme qui paraît presque étrangère à l'organisme, déborde de toutes parts, et constitue, du reste, de tous les excédents de tissu dont le malade est chargé, celui dont il souhaite le plus vivement être débarrassé?

Le développement exagéré de l'abdomen précède donc, dans la grande majorité des cas, l'engraissement général : « c'est par le ventre que j'ai commencé à grossir », dit le malade, et l'obésité du ventre reste, dans tous les cas, prédominante. C'est là un premier fait important à signaler.

A côté des sujets obèses ou prédisposés à l'obésité, il en est d'autres dont l'embonpoint général n'a rien d'exagéré et qui sont cependant affligés d'un abdomen volumineux derrière lequel ils semblent marcher. Cette forme clinique que l'on observe chez l'homme, est assez commune, après la grossesse, chez certaines femmes dont la maigreur contraste avec la grosseur anormale du ventre ; elle n'est même pas une rareté chez celles qui n'ont pas eu d'enfants. On voit des jeunes filles dont l'abdomen proéminent fait le désespoir. Fait curieux, dont nous trouverons plus tard l'explication logique, cette infirmité peut disparaître après un premier accouchement.

Les sujets dont l'abdomen est gros, sans embonpoint général exagéré, et les obèses vrais ne forment donc pas deux catégories de malades nettement séparées. Le gros ventre est, chez eux, le phénomène capital et constitue le lien commun qui les relie cliniquement ; l'infiltration graisseuse des tissus n'est qu'un accident, une complication favorisée par certains facteurs, l'hérédité, le tempérament, le genre de vie, la profession, etc.

II

L'accroissement du volume du ventre est dû surtout à la distension de la cavité digestive. Il ne s'agit pas là d'une sorte de dilatation passive par des gaz, mais bien d'un *phénomène actif*, d'un véritable phénomène de réaction dont le but est de *compenser* les effets d'un ralentissement des actes mécaniques de la digestion. Quel que soit l'âge du malade, quelle que soit sa constitution, que nous ayons à faire à un nourrisson, à un enfant ou à un adulte, à une jeune fille fragile ou à un jeune homme vigoureux, lorsque, sous l'influence des causes multiples qui engendrent la dyspepsie, la tonicité digestive va se trouver au-dessous de sa tâche, la lutte commence, la réaction de défense s'organise. Elle s'organise aux dépens de l'un quelconque des éléments anatomiques qui entrent dans la constitution du tractus digestif. Nous verrons plus loin qu'il est des compensations d'ordre nerveux, d'autres d'ordre circulatoire; chez les malades que nous étudions en ce moment, c'est la fibre musculaire qui est chargée de faire les frais de la résistance. L'intensité des réactions digestives de toute nature (actes mécaniques, sécrétoires et circulatoires) entretient dans la cavité abdominale un éréthisme subconstant, qui aboutit à des phénomènes permanents d'élévation de température intra-abdominale et de dilatation des gaz, d'où un ballonnement durable. Suivant un processus que nous étudierons plus tard en détail, le tube digestif se dilate et s'hypertrophie; le ventre se développe; il est alors ferme, tendu, saillant; c'est grâce à la suractivité de sa musculature que le tube digestif peut assurer une progression satisfaisante des gaz et du bol alimentaire. Voilà, dans ses grandes lignes, le phénomène primordial. La lutte commencée, interviennent les diverses conditions de résistance organique qui vont accentuer ou modérer l'intensité du phénomène réactionnel, en abréger ou en prolonger la durée.

1º Chez les malades de constitution faible, la phase de résistance vraie est de courte durée, car la tonicité digestive s'épuise rapidement; la dilatation hypertrophique ne s'effectue que dans des limites modérées; le ventre ordinairement s'affaisse sans avoir présenté d'augmentation de volume. Il n'est pas exceptionnel cependant de voir, même chez les Faibles, une période de compensation musculaire plus accentuée : tel d'entre ces malades se présente à nous avec un ventre plat ou creux, qui reconnaît avoir été porteur, à une époque antérieure de son existence, d'un abdomen saillant et tendu. Mais ce sont là des faits exceptionnels. Ces ébauches de compensation musculaire nous mettent en présence de types cliniques intermédiaires aux Faibles dont le ventre s'affaisse rapidement et aux Forts avec ventre volumineux. C'est à ce titre, que nous devions, dans ce chapitre consacré aux gros ventres, dire un mot du gros ventre des Faibles, quoique le développement en soit toujours modéré et, dans tous les cas, très passager.

2º Si nous avons à faire à un individu de constitution vigoureuse, les phénomènes de compensation, qui, dans le cas précédent, restent à l'état d'ébauche, se poursuivent efficacement pendant des années. Les forces de résistance semblent se développer à mesure que la maladie se prolonge et s'aggrave : le ventre, d'abord légèrement bedonnant, augmente progressivement de volume et prend l'aspect d'une outre distendue. Puis, un beau jour, sous l'influence de conditions et au milieu d'un cortège de symptômes sur lesquels nous reviendrons, la tonicité digestive faiblit, la tension abdominale diminue, ses caractères physiologiques s'effacent les uns après les autres; *le ventre s'affaisse, tombe :* le gros ventre menaçant et vainqueur s'est transformé en une grosse besace qui pend lamentablement sur le pubis.

L'affaissement du ventre est un phénomène critique dans l'évolution de la dyspepsie; il indique la fin de la période de compensation, le début de la phase de déchéance, dont il constitue parfois, pendant un laps de temps variable, le seul signe bien apparent. On voit en effet des malades chez lesquels la déchéance digestive poursuit sans manifestation trop bruyante sa marche progressive ; le ventre s'effondre lentement sans qu'aucun phénomène subjectif vienne révéler l'imminence du danger : nous verrons plus loin quelles conditions favorisent cette latence de la dyspepsie, période funeste pendant laquelle s'installent silencieusement les lésions viscérales et se perpétuent les erreurs d'hygiène et de régime qui précipitent encore la marche de la maladie.

Il résulte de ce qui précède que, pour nous, un gros ventre, à quelque moment qu'on l'observe, que ce soit à sa période de ventre saillant ou à sa période de ventre tombant, est toujours l'indice d'un certain degré de résistance actuelle ou passée de l'appareil digestif ; ce qui entraîne un corollaire un peu inattendu, à savoir que les nourrissons avec gros ventre seraient des enfants de constitution relativement vigoureuse. Le fait semble en effet paradoxal ; nous le croyons vrai, cependant, dans une certaine mesure. Si ces enfants n'avaient pas été capables de prendre un gros ventre, en d'autres termes, de faire de la compensation, ils n'auraient pas résisté aux mauvaises conditions de leur nourrissage, ils auraient succombé.

III

La période de résistance digestive n'aboutit ni fatalement ni d'une façon irrémédiable à l'épuisement, au ventre en besace. Il est des malades vigoureux chez lesquels la compensation se poursuit pendant la vie entière et qui conservent leur embonpoint et leur gros ventre jusqu'à un âge très avancé. A côté de ces malades, il en est d'autres qui voient, sous l'influence de l'hygiène alimentaire ou de conditions d'hygiène meilleures, diminuer le volume de leur ventre et leur obésité générale, en même temps

que s'amender les troubles fonctionnels de la dyspepsie. Le fait
n'est pas rare même dans le jeune âge : que d'enfants ont présenté,
dans les premières années de leur existence, le gros ventre mou,
témoin éloquent de l'incurie ou de l'ignorance ! Le plus souvent
ils en gardent les traces indélébiles, et le thorax évasé à sa base
vient évoquer à l'esprit du médecin, dans le ventre plat de l'adulte,
le gros ventre du nourrisson. Mais parfois cependant, sous l'influence d'une hygiène plus rationnelle et grâce à la vigueur de
la constitution, la régularité du tirage gastro-intestinal se réta-
blit, la tonicité digestive et la tension gazeuse rentrent dans leurs
limites physiologiques, et le ventre reprend sa forme normale. Il
est bon d'ajouter néanmoins que, même dans ces cas favorables, la
palpation vient révéler la gravité des incidents digestifs qui ont
signalé les premières années de la vie.

Un malade peut même, dans le cours de son existence, faire
plusieurs fois les frais d'une compensation salutaire : tels ces individus qui présentent des périodes alternatives d'engraissement
et d'amaigrissement avec oscillations correspondantes du volume
de l'abdomen. Ces phénomènes, d'apparence si banale qu'on ne
cherche même pas à les expliquer, correspondent à des phases de
compensation et de déchéance passagères qui se produisent, dans
le cours d'une dyspepsie latente ou non, à l'insu du malade, pour
ainsi dire, spontanément en apparence, en réalité sous l'influence
de causes légères qui échappent à l'observation du sujet, mais
qu'il est parfois facile au médecin de déceler.

Ces phénomènes de *compensation intermittente* ne sont du reste,
comme ceux de la phase générale de compensation, que des phénomènes réactionnels, c'est-à-dire morbides. Il ne faut donc pas
y voir l'expression d'un état plus satisfaisant de l'organisme, dont
le malade doive se féliciter sans réserve. Ce serait se méprendre
sur le sens réel que nous attachons au terme de compensation. Il
n'y a jamais de compensation véritable au sens propre du mot,
mais seulement une sorte de compromis entre les forces digestives

d'une part et le travail qui leur est imposé, compromis dans lequel les forces digestives, malgré les apparences, restent toujours au-dessous de leur tâche. L'étude subjective du malade montre bien, même dans les cas les plus favorables, cette insuffisance de la mécanique digestive. Interrogez avec insistance les porteurs de ces gros ventres qui n'hésitent pas, aux premières questions qu'on leur pose, à célébrer l'allure victorieuse de leur santé, et en particulier de leurs fonctions gastro-intestinales : vous serez bientôt édifié, et si vous restez surpris, c'est de l'inconscience avec laquelle ils supportent leurs nombreuses misères.

La période de compensation, quelle que soit sa durée, n'est donc en réalité qu'un lent acheminement vers la déchéance digestive ; elle suppose des efforts faits par la nature dans la voie et en vue de la guérison, efforts insuffisants en eux-mêmes et que le rôle du médecin n'est pas toujours d'utiliser, mais bien souvent de modérer et de combattre. Un exemple fera mieux comprendre notre pensée.

Un malade vient consulter son médecin pour un de ces accidents presque insignifiants qui ne semblent avoir que des relations très éloignées avec l'état des fonctions digestives, éruption d'acné, par exemple. Il n'existe aucune autre manifestation pathologique apparente : l'appétit est excellent, les digestions parfaites, l'état général satisfaisant, très satisfaisant même, car depuis quelques mois un léger embonpoint s'est manifesté et le ventre dessine sous le gilet une rotondité de bon augure. Nous supposerons même qu'un interrogatoire minutieux ne révèle aucun de ces petits signes qui viennent parfois déceler l'irrégularité des fonctions gastro-intestinales : selles quotidiennes multiples, généralement en bouillie, essoufflement ou vultuosité après les repas, insomnie ou réveil à heure fixe pendant la nuit, etc. Le médecin se contentera-t-il de conseiller un topique quelconque, un purgatif, les tisanes dites dépuratives, d'un usage si courant ? Non, ce serait envisager la question d'un point de vue trop étroit ; il devra tenir à son malade le langage suivant : « Votre éruption d'acné est déjà un indice probable d'un fonctionnement gastro-intestinal défectueux ; mais c'est un indice dont nous pourrions nous passer à la rigueur, car le développement de votre ventre est autrement suggestif et probant. Votre ventre a grossi ; ne prenez pas cela pour le témoignage absolu d'une santé meilleure : la cause de ce développement abdominal est la distension de la cavité digestive, provoquée par le surmenage que vous imposez sciemment ou inconsciemment à votre estomac et à votre intestin. Si la réalité de ce surmenage vous échappe, c'est que vous êtes vigoureux et que votre organisme a pu faire appel à des forces en réserve qui assurent momentanément une régularité suffisante de la circulation gastro-intestinale. Mais on voit souvent des gens aussi robustes que vous, dont le tube digestif s'épuise à la longue dans cette lutte de tous les jours, qui arrivent progressivement à digérer moins bien, et dont la santé s'ébranle peu à peu. Cela n'est pas absolument fatal ; tout dépend de la résistance de l'organisme. Il serait sage cependant de penser à l'avenir, et de chercher, par une hygiène convenable, à rendre plus uniforme le travail de la digestion et à modérer cet éréthisme du tube digestif qui pourrait aboutir insensiblement à l'épuisement. »

IV

Les gros ventres présentent donc deux types bien distincts : les *ventres saillants* et les *ventres tombants*. Ces deux types correspondent non pas à deux catégories de malades, mais bien à deux phases de l'évolution de la dyspepsie.

Les *ventres saillants ou en tonneau*, ventres actifs pour ainsi dire, sont les ventres de la période de compensation. Dans la station couchée, comme dans la station debout, ils conservent leur forme globuleuse plus ou moins considérable ; ils remontent plus ou moins haut vers l'appendice xyphoïde, et présentent parfois au-dessus de l'ombilic une forte saillie bombée, séparée du reste de l'abdomen par une dépression et constituée par l'estomac distendu à son maximum par les gaz.

Le volume des ventres en tonneau est dû à la dilatation et à l'hypertrophie du tube digestif et à la suractivité de tous les phénomènes de la digestion, suractivité qui détermine l'élévation de la température intra-abdominale et la dilatation excessive des gaz. La production de masses adipeuses dans l'abdomen, l'épaississement du tissu cellulaire sous-cutané, contrairement à ce qui semble être l'opinion générale, n'entrent ordinairement que pour une faible part dans le développement exagéré du ventre ; ces deux éléments, ne suffiraient pas pour assurer à celui-ci son état de tension et sa forme globuleuse caractéristique. Outre qu'il est facile de constater que dans maintes circonstances la paroi abdominale est relativement mince, un fait d'observation courante vient à l'appui de notre assertion : on voit en effet des ventres énormes s'effondrer d'un jour à l'autre, sous l'influence d'une purgation, que les selles aient été ou non abondantes. Un épisode subaigu spontané aboutit au même résultat. Dans les deux cas, c'est l'atonie du tube digestif qui en produit l'affaissement. La notion de la dilatation de l'estomac et de l'intestin est du reste connue du vulgaire ; nous avons entendu des femmes du peuple émettre cette opinion que l'usage précoce ou l'abus des soupes, ou une alimentation grossière chez les nourrissons « élargit les boyaux » et produit le gros ventre.

Les *ventres tombants ou en besace*, ventres passifs, sont les ventres de la période de déchéance. Ils sont constitués par une saillie plus ou moins arrondie qui descend sur le pubis, dégageant la région épigastrique. Avec les deux mains réunies en forme de sangle, on peut soulever ces ventres, les remonter vers l'épigastre. Ils donnent alors la sensation tantôt d'une masse encore tendue et homogène, tantôt d'un lourd paquet de viscères tassés les uns contre les autres et auxquels la paroi abdominale distendue

forme comme une sorte de poche. Cette dernière variété est surtout particulière à la femme, chez laquelle la faiblesse des ligaments et la moindre résistance de la paroi abdominale, même en
dehors de toute grossesse antérieure, favorisent le prolapsus des
viscères et la formation d'un sac plus ou moins profond dans lequel
les viscères prolabés viennent s'entasser.

L'aspect des ventres tombants n'est pas moins caractéristique
lorsque le malade est couché : leur forme globuleuse disparaît ;
la cicatrice ombilicale s'est rapprochée de la région pubienne ; ils
s'étalent. Dans les cas extrèmes ils débordent sur les côtés les
épines iliaques et couvrent en bas le pubis. La masse viscérale ne
fait plus corps avec les parois de la cavité abdominale ; elle se déplace dans tous les changements de position du malade. Les cas
les plus caractéristiques sont ceux où l'on voit une masse qui, dans
la station verticale, présente une ampleur respectable et impo-
sante, disparaître littéralement dans les profondeurs de l'abdomen.

On comprend qu'entre le gros ventre tendu de la phase de compensation et le ventre en besace de la phase de déchéance avancée,
tel que nous venons de le décrire, l'on peut observer tous les types
intermédiaires. C'est par gradations insensibles, parfois d'une
façon rapide, d'autres fois d'une façon plus lente, que l'on voit l'abdomen s'effacer. C'est généralement par la région épigastrique
que l'affaissement commence, la portion sous-ombilicale conservant longtemps encore sa forme globuleuse. Peu à peu celle-ci
s'affaisse à son tour ; la déformation la plus extrème est représen-
tée par le ventre plat, large surface horizontale débordant dans
tous les sens les limites du bassin, et animée pendant les mouvements du malade d'oscillations verticales ou latérales qui trahissent
la mollesse du contenu de l'abdomen. En raison de l'épaisseur de
la paroi abdominale et du volume de la masse viscérale, la chute
du ventre aboutit rarement, chez les Forts, au ventre creux, phénomène ultime de la déchéance digestive chez les Faibles. Mais dans

les cas où le fait se présente, il comporte un enseignement du plus haut intérêt.

Nous étions appelé récemment auprès d'un malade qui venait d'être frappé d'une attaque d'apoplexie. C'était un homme de 50 ans, d'apparence robuste, au visage coloré, aux membres vigoureux, à la poitrine large. Quel ne fut pas notre étonnement, de découvrir en l'examinant un abdomen creusé en cuvette, vrai ventre de cadavre vidé de ses viscères, et d'une flaccidité extrême ! Le contraste entre la cage thoracique puissante, évasée à sa base et ce ventre en ruine était saisissant. Nous ne pouvions nous défendre de l'idée que cet homme, atteint dans ses œuvres vives, était une victime marquée au sceau d'une mort imminente, et qu'il ne pouvait y avoir une simple coïncidence entre son abdomen déchu et l'accident encéphalique qui venait de le terrasser. Nous laisserons aux physiologistes le soin de nous éclairer sur les relations de la circulation sanguine abdominale avec la circulation de l'encéphale ; cliniquement ces relations sont des plus évidentes, et la coïncidence des troubles de la tension abdominale avec les apoplexies cérébrales est un fait qui mériterait d'être mis en lumière.

A la période de déchéance, nous sommes donc en présence d'un pseudo-gros ventre plutôt que d'un gros ventre véritable. Nous n'avons plus à faire à une vaste cavité remplie et distendue par le tube digestif en activité. L'épaisseur de la paroi abdominale qui constitue parfois un véritable bourrelet ou tablier de graisse, la ptose des viscères entassés à la partie inférieure du cul-de-sac abdominal, parfois une dilatation des gaz qui circulent mal et sous tension faible dans une cavité digestive atone : tels sont alors les principaux facteurs du volume de l'abdomen. L'envahissement des différents organes et tissus par l'adiposis, qui, chez les sujets prédisposés, s'est développé et a atteint son plein épanouissement pendant la phase de compensation, rétrocède à la phase de déchéance : l'amaigrissement suit l'affaissement et la chute du ventre.

Les considérations qui précèdent nous montrent l'infiltration graisseuse évoluant chez quelques malades, parallèlement au gros ventre, non pas comme une affection indépendante et d'importance équivalente, mais comme un élément accessoire, surajouté, incapable de modifier l'allure générale de la maladie dans ses lignes essentielles. L'obésité n'est donc pas une entité morbide ; c'est une simple complication de la dyspepsie des Forts ; ce qui doit éveiller la sollicitude du médecin, ce n'est pas l'envahissement des tissus par la graisse (symptôme apparent, grossier et trompeur), ce sont encore et toujours les modifications de l'état anatomo-physiologique du tube digestif. Ceci nous laisse entrevoir combien peu rationnels sont ces régimes uniformes dans lesquels on ne tient compte ni de l'âge du malade, ni de l'ancienneté de la maladie, ni de l'état du tube digestif, ni des diverses phases de l'affection. Il n'existe pas de traitement spécifique de l'obésité ; le régime capable de répondre aux indications de la phase de compensation ne saurait convenir à la période de déchéance. La cure lactée, par exemple, préconisée par quelques auteurs, peut être utile à certains malades et dangereuse pour d'autres. Il n'y a pas là de mystère impénétrable, mais bien un enchaînement logique de faits dont l'exploration de l'abdomen peut nous donner la clef.

Vous entendez dire à tel malade : « Depuis que j'ai maigri je me porte mieux » ; à tel autre : « Depuis que j'ai maigri je suis sujet à une foule de malaises et ne suis plus bon à rien. » Chez le premier la diminution de l'embonpoint a eu pour corollaire ou plutôt comme cause le réveil de la tonicité gastro-intestinale ; le tube digestif surmené, mais vigoureux encore, a pu se ressaisir ; le ventre a diminué de volume en même temps que le tissu adipeux disparaissait, mais la tension abdominale est restée bonne et la forme du ventre à peu près régulière. Nous avons à faire, au contraire, chez le second, à un tube digestif déjà épuisé ; l'amaigrissement a coïncidé avec un effondrement du ventre et un affaissement de la cavité digestive. Il y a chez ces malades un état d'équilibre instable auquel il faut bien se garder de toucher ; c'est chez eux que l'on voit, nous ne dirons pas seulement les modifications profondes de régime, mais simplement la suppression d'un aliment excitant habituel, ou une intervention thérapeutique insignifiante, un laxatif, par exemple, donner le signal de la déchéance rapide de l'appareil digestif et de l'organisme tout entier. A la phase où ils en sont arrivés, il ne saurait plus être question de combattre l'obésité ; le rôle du médecin est au contraire de prévenir la chute du ventre et la fonte du tissu graisseux. Il y a, en un mot, des obèses qu'il ne faut pas essayer de faire maigrir.

V

Le gros ventre envisagé chez la femme présente quelques particularités intéressantes et qui relèvent soit des divers incidents de la vie génitale, soit de conditions anatomo-physiologiques propres au sexe féminin, moindre résistance organique, débilité des tissus, muscles, ligaments, etc. Il faut bien savoir toutefois que si ces différents facteurs peuvent imprimer quelques modifications de détail au processus, ils ne sauraient en défigurer l'allure générale, et que l'évolution du gros ventre reste dans ses lignes essentielles, chez la femme comme chez l'homme, celle que nous avons décrite. Le rôle même de l'utérus gravide n'a qu'une importance secondaire : entre le gros ventre d'une multipare et le gros ventre d'une femme qui n'a pas eu d'enfant, il n'existe pas de différence fondamentale. La grossesse, l'accouchement, la menstruation sont de simples éléments étiologiques dont l'influence se borne à favoriser ou à entraver le développement de l'abdomen, à broder, pour ainsi dire, des incidents sur la trame qui constitue le fond de la maladie.

Ce n'est là, du reste, qu'un cas particulier des relations générales de l'utérus et de l'appareil digestif, relations qu'on nous
semble avoir, d'une part certainement exagérées, d'autre part pas
très exactement interprétées. C'est ainsi que, dans maintes circonstances, on est tenté de faire jouer à l'utérus un rôle inoppor-
tun. Une femme se plaint-elle de maux de reins? On incrimine la
matrice. Son ventre ballonne-t-il? La faute en est à la matrice.
Devient-il douloureux? C'est encore et toujours la matrice. Et
cela, sans que rien, dans l'examen local, ne justifie semblable hypothèse. D'autres fois, on constate un catarrhe utérin, une rétro-
version, etc. etc., et l'on n'hésite pas à leur rattacher les troubles
dyspeptiques concomitants. On parle même de dyspepsie utérine :
c'est là une expression malheureuse qui pourrait laisser croire à
l'existence d'une sorte d'entité morbide ayant sa pathogénie et
son traitement propres. En réalité, diverses affections utérines,
métrites, déviations, aussi bien que les actes physiologiques de la
menstruation et de la grossesse sont de simples causes occasion-
nelles qui mettent seulement en évidence d'une façon plus manifeste le fonctionnement défectueux d'un tube digestif déjà malade.
Toutes ces causes sont incapables de créer par elles-mêmes la
dyspepsie ; il n'est pas admissible qu'un tube digestif assez vigoureux pour avoir résisté aux assauts qui, depuis l'enfance, l'ont
menacé directement dans sa vitalité, subisse si facilement le con-
tre-coup d'influences extrinsèques. Ce qui contribue à entretenir
la confusion et l'erreur, ce sont les succès relatifs que le gynécologiste obtient parfois dans le domaine purement médical : une
malade nous disait récemment avoir été guérie de crampes d'estomac par l'application d'un pessaire. Il n'y a là rien que de très
vraisemblable ; mais il est bien certain que ce résultat n'est pas
dû à l'action directe du pessaire sur l'utérus, mais à son action
sur la statique de la masse gastro-intestinale. Une sangle hypogastrique aurait rempli beaucoup plus efficacement les mêmes indications, et obtenu le même succès ; on peut même être convaincu

que son influence n'aurait pas été négligeable sur le déplacement utérin lui-même. La clinique nous montre d'ailleurs jusqu'à la dernière évidence que toute une catégorie de désordres de l'appareil utéro-ovarien, certaines formes de métrites, leucorrhées, ménorrhagies, métrorrhagies, etc., relèvent directement de troubles des fonctions digestives, et que c'est un traitement visant ces derniers qui donne le plus de chances d'en obtenir la guérison. Nous n'insisterons pas davantage pour ne pas prolonger une digression déjà trop longue.

L'évolution du gros ventre chez la femme présente, comme chez l'homme, ses deux phases caractéristiques de compensation et de déchéance et les modifications objectives propres à chacune de ces deux périodes. Son apparition est précoce ou tardive.

1° Le gros ventre peut en effet se signaler à l'attention dans les années qui précèdent ou qui suivent l'établissement de la puberté. Une jeune fille déjà forte, bien bâtie, solide, voit à ce moment son état général devenir plus florissant encore ; on assiste au plein épanouissement de sa vigueur physique : ses épaules s'arrondissent, sa poitrine se développe, toute sa personne respire la santé et la vie. Mais un incident pénible vient jeter une ombre sur ce tableau enchanteur : insidieusement le ventre a grossi, et cela d'une façon si démesurée, si hors de proportion avec l'embonpoint général qu'il devient le point de mire de l'entourage et un sujet de railleries pour les mauvais plaisants. Il n'est pas rare d'entendre dire à des malades : « Lorsque j'étais jeune fille mon ventre était si gros que j'en avais honte. » On n'a pas jugé à propos de consulter un médecin pour ce qui semblait n'être qu'une simple question d'esthétique ; et cependant, ce à moment, il n'aurait peut-être pas été impossible de faire rentrer dans l'ordre cet abdomen récalcitrant, tout au moins d'en modérer l'exubérance, et en même temps de mettre la malade à l'abri d'un avenir fâcheux, en combattant les premières manifestations d'un fonctionnement digestif défectueux. Il est bien des cas où l'on pourrait regretter d'avoir méconnu l'importance de ces faits si intéressants quoique d'apparence vulgaire.

Une jeune fille actuellement âgée de 22 ans, vit, à l'âge de dix ans, son ventre prendre progressivement un volume anormal et devenir en même temps douloureux. Un médecin consulté fit le diagnostic d'hystérie, en raison du caractère capricieux de la petite malade qui, jusqu'alors simple enfant gâtée, était devenue, en effet, un peu plus irritable. Un autre pensa à de la péritonite tuberculeuse, il fut même question un instant de faire des pointes de feu sur le ventre ; mais en raison du bon état général et de l'accentuation des troubles nerveux, on revint à l'hystérie. Du reste, la question du ventre fut bientôt laissée de côté, car il se déclara de véritables crises nerveuses d'abord légères et espacées, puis plus intenses et plus rapprochées, crises que l'on qualifia au début d'hystériques, et qui prirent dans la suite des caractères dans lesquels on crut reconnaître l'épilepsie. Cela dura plusieurs années pendant lesquelles, l'état nerveux s'accentuant chaque jour, on promena la malade de spécialiste en spécialiste, sans résultat. Des accès de manie se produisirent et cette odyssée lamentable eut son épilogue dans l'asile où la malheureuse jeune fille est actuellement internée. Nous n'avons vu cette malade qu'incidemment, elle n'a pas été, de notre part, le sujet d'une observation minutieuse. Mais les renseignements qu'elle nous a fournis sur la marche de son affection, l'importance des phénomènes abdominaux dans la genèse des crises, l'évidence de troubles gastro-intestinaux grossiers, tout, chez elle, jusqu'à son visage bouffi et plaqué de couperose, ses chairs molles, son ventre développé, lourd et tombant, nous a laissé cette impression ineffaçable que les troubles nerveux ne constituaient pas le fond de la maladie, mais bien quelque chose de surajouté, que les spasmes périphériques n'étaient que l'extension de spasmes localisés d'abord à l'estomac et à l'intestin, que toute cette phénoménologie bruyante avait son point de départ dans la sphère abdominale, qu'il s'agissait en dernière analyse de troubles digestifs méconnus, dont le gros ventre de l'enfance avait été une des premières manifestations apparentes. On voit combien il eût été important de reconnaître dès le début la nature de ce développement abdominal qui a pu en imposer pour une péritonite, et qui, évoluant sur un terrain prédisposé, a été l'origine de troubles nerveux des plus graves.

Un fait instructif vient nous confirmer encore dans cette opinion. Un des médecins consultés, obéissant probablement à des préoccupations de même ordre que les nôtres, conseilla l'usage exclusif du lait ; sous l'influence de ce régime, il y eut une amélioration rapide et les crises disparurent, pour se reproduire, lorsqu'au bout d'un mois, on revint au régime habituel. Chose étrange ! l'influence heureuse d'un mode spécial d'alimentation ne fit aucune impression sur l'entourage ; l'idée ne vint jamais aux parents de faire reprendre à leur malade le régime qui avait si bien réussi une première fois et que l'on avait abandonné sous le prétexte qu'une jeune fille de cet âge ne pouvait vivre indéfiniment de lait.

Nous avons donc une première catégorie de dyspeptiques chez lesquels le développement du ventre se fait pendant la jeunesse.

2° Chez d'autres, il est plus tardif, et se manifeste soit au moment du mariage, soit après une couche, soit à l'occasion d'un changement de vie, de profession, de climat, etc. L'influence du mariage est des plus curieuses. Tout le monde a le souvenir de jeunes femmes subissant dans l'espace de quelques mois une métamorphose complète, laquelle se traduit par une moindre gracilité des formes, un véritable air de maturité, un certain degré d'embonpoint général. Il s'agit là le plus souvent de phénomènes physiologiques, d'une action heureuse de l'activité génitale sur la nutrition ou plutôt sur la tonicité digestive. Mais il faut bien savoir qu'à cette transformation de l'organisme correspondent des modifications fonctionnelles et anatomiques du tube digestif qui, pour être difficilement saisissables, n'en sont pas moins réelles, et qu'un embonpoint modéré, symbole probable d'un état général plus satisfaisant, n'est peut-être que le prélude d'une étape ultérieure vers le gros ventre et l'obésité. Les cas où les choses se passent ainsi sont loin d'être exceptionnels.

L'influence de la grossesse est plus décisive, et le nombre des femmes qui, après chaque couche, voient augmenter le volume de leur ventre, est légion. Un avortement de quelques semaines conduit au même résultat, ce qui montre bien que le gros ventre reconnaît pour cause, non seulement la distension par l'utérus gravide, mais les modifications des fonctions gastro-intestinales sous l'influence de la gestation.

Le début précoce est, d'une façon générale, une circonstance défavorable. Il est permis de supposer, en effet, non seulement qu'un individu qui, en raison de l'insuffisance relative du tonus gastro-intestinal physiologique, est obligé, jeune encore, de faire appel aux forces supplémentaires que tout organisme sain et vigoureux tient en réserve, en aura épuisé les ressources à un âge peu avancé, mais en outre, que la marche vers la déchéance en sera proportionnellement plus rapide, les tissus n'ayant pas encore acquis la résistance qu'ils doivent avoir plus tard, lorsque le sujet est en pleine possession de toute la vigueur due à un développement physique complet. Ce ne sont pas là, du reste, des hypothèses à priori, mais bien des considérations inspirées par l'observation des malades.

On peut distinguer, en effet, au point de vue de l'évolution générale du gros ventre chez la femme, deux formes cliniques : début tardif et marche lente ; début précoce et marche rapide.

1° Une première catégorie de malades, n'ayant eu dans leur jeunesse aucun embonpoint ou même ayant présenté un certain état de maigreur, voient à une période ultérieure de leur existence, quelquefois, mais non toujours à la suite d'une grossesse, leur ventre prendre un développement exagéré et leurs tissus s'infiltrer de graisse. Pendant toute la période génitale, l'engraissement fait des progrès ; chaque grossesse, loin d'être pernicieuse, semble raffermir encore l'état général ; chaque couche est le signal d'une recrudescence de volume de l'abdomen qui peut se maintenir stationnaire après la ménopause et ne prend que tardivement l'aspect du vrai ventre tombant et vide de la phase de déchéance.

2° Les malades de la seconde catégorie présentent une filiation inverse des phénomènes : grasses et affligées d'un gros ventre pendant la première période de leur vie, elles subissent d'une façon prématurée et inattendue une métamorphose complète, le plus souvent à la suite d'une couche. La grossesse a été bonne, sauf quelques incidents digestifs qui se sont dissipés peu à peu ; l'accouchement a lieu. A la surprise de tous la malade se relève difficilement ; ses forces sont lentes à revenir ; elle tombe dans un état de déchéance avec amaigrissement général et diminution du volume du ventre : « Avant de devenir enceinte j'étais grasse et forte... je ne me suis jamais remise de ma couche. » — « Jeune fille j'avais un gros ventre... je l'ai perdu après mon premier accouchement. » Voilà ce que l'on entend répéter à chaque instant ; encore faut-il que le mépris dans lequel on semble tenir de pareilles vétilles, ne vienne pas arrêter les confidences sur les lèvres des malades. Tous ces faits méritent d'être connus ; on a tort de les négliger ou de leur accorder peu d'attention ; ce sont des épisodes importants qui marquent, comme autant de jalons, les étapes de la vie pathologique d'une femme.

La marche du processus n'est pas toujours aussi rapide et aussi accentuée.

On observe cependant que les grossesses deviennent moins bonnes à mesure qu'elles se multiplient, que les suites de couches sont plus longues, et que le ventre prend de plus en plus l'aspect d'une besace à moitié vide qui descend sur le pubis ; dans tous les cas le prolapsus du ventre survient à un âge peu avancé : la compensation, prématurée dans son apparition, s'est épuisée de bonne heure ; chaque grossesse lui porte un nouveau coup dont elle ne peut se relever. Ces faits sont surtout communs dans les classes pauvres : les privations, le manque de soins, toutes les mauvaises conditions hygiéniques et sociales sont autant de facteurs qui épuisent sur le tube digestif leur action funeste.

Nous savons que le gros ventre est l'apanage des organismes vigoureux ; la femme semble faire exception à cette loi générale : hâtons-nous d'ajouter que cette exception n'est qu'apparente. On voit, en effet, des femmes d'aspect débile, sans embonpoint, garder après une première couche un ventre dont l'ampleur contraste avec la maigreur générale. Ce sont, pour l'ordinaire, des sujets dont la santé laissait beaucoup à désirer avant la grossesse. Phénomène curieux, à peine les signes de cette dernière se sont-ils confirmés, que l'état général est devenu meilleur : la plupart des malaises se sont dissipés ; les crampes d'estomac ont disparu, les forces ont augmenté, le teint s'est coloré, l'appétit est devenu plus régulier, la maigreur a fait place à un embonpoint de bon augure. L'entourage témoigne sa satisfaction ; plus de doute, c'était bien la maternité qui devait donner le signal d'une amélioration que l'on avait jusque-là vainement demandée aux toniques, au fer, au quinquina, etc. Après l'accouchement, toutes ces belles espérances s'évanouissent : la malade retombe dans une situation encore plus lamentable qu'auparavant, et reste affligée, en outre, d'un gros ventre, nouvelle source de nouvelles misères. Sous des influences multiples : développement de l'utérus qui remplit l'office d'une sangle, relève les viscères et la tension abdominale ; activité circulatoire plus grande, en raison de l'afflux de sang qui se produit dans la cavité du ventre, etc., la tonicité digestive a reçu un coup de fouet, une courte compensation s'est effectuée, qui s'est évanouie avec les causes qui l'avaient fait naître, ne laissant derrière elle que des ruines : une cavité distendue qui a de la peine à se ressaisir, des ptoses de toute nature, un tube digestif inerte, jouet de l'expansion des gaz. Nous avons là le gros ventre de la phase de déchéance avec les éléments qui le constituent. Sous l'influence de nouvelles grossesses, on peut voir de nouvelles ébauches de compensation ; mais les effets en sont de moins en moins satisfaisants et toute la durée de la gestation finit par devenir mauvaise.

Nous avons observé une malade chez laquelle tous ces phénomènes se déroulent avec une netteté extraordinaire. C'est une petite femme maigre qui semble n'avoir qu'un souffle de vie ; dès qu'elle devient enceinte, elle se transforme. Les digestions deviennent parfaites, l'appétit formidable ; elle engraisse à vue d'œil ; sa figure devient joufflue ; ses membres, sa poitrine prennent un développement presque monstrueux. Lorsqu'au bout de quinze jours elle se relève de ses couches, tout a disparu, fondu ; elle est redevenue l'être vaporeux qu'elle était avant sa grossesse. Notons qu'elle vient d'avoir son troisième enfant, que cette dernière grossesse a été moins satisfaisante, l'engraissement moins prononcé.

Ces considérations nous montrent que le gros ventre des femmes chétives n'infirme en rien la règle générale, car il présente des caractères qui en font un type à part. D'une façon générale, il n'atteint jamais des proportions bien considérables ; si son volume subit parfois un accroissement, la cause en est due au ballonnement passif ; il constitue le reliquat d'une couche ; il offre les caractères du gros ventre de la phase de déchéance, c'est un ventre en besace ; il n'est jamais précédé d'une phase de compensation vraie, ou plutôt cette phase très courte, fruste, est masquée par la gestation.

Au point de vue de sa configuration extérieure, le gros ventre présente chez la femme certaines particularités dont il est facile de pénétrer la nature et la cause ; il est de la dernière évidence que la plus grande laxité et la moindre résistance du plan abdominal antérieur, l'ampleur de la cavité du bassin, les distensions

aiguës du ventre par les grossesses, sont autant de causes qui
ont leur importance. Le gros ventre saillant, « qui se tient », en
d'autres termes le ventre de la vraie compensation est plus rare
que chez l'homme ; il subit, tout au moins, plus rapidement sa
transformation en gros ventre en besace. Chez la femme, ce dernier est plus volumineux, plus lourd, et les déplacements des organes y sont plus prononcés ; toute la masse viscérale semble parfois
comme luxée de la cavité qui lui est physiologiquement assignée.
Saisissons avec les mains réunies en forme de sangle un de ces
abdomens énormes, soulevons-le ; nous constatons avec surprise
que tout le paquet intestinal se réduit à la façon d'une vaste her-
nie, au point que nos deux mains n'embrassent plus qu'un ventre
plat dont les dimensions n'ont rien d'exagéré. Il ne s'agit pas dans
ces cas d'une éventration simple, c'est-à-dire de l'issue des viscères
à travers une rupture de la ligne blanche ; c'est un déplacement en masse, une chute générale de tous les organes dans une
sorte de poche uniformément distendue, dont le plan abdominal
forme la paroi. Ce sont ces mêmes ventres qui se réduisent spontanément au point de disparaître, lorsque la malade est dans la
station couchée.

Il résulte également des conditions anatomo-physiologiques
propres au sexe féminin que le ventre en besace implique chez la
femme, dans maintes circonstances, une déchéance digestive moins
profonde que chez l'homme, parce qu'il ne traduit pas d'une façon
presque exclusive, comme chez ce dernier, la ruine de la tonicité
gastro-intestinale, et que des causes extrinsèques ont dans sa
genèse une part prépondérante.

V

Nous serons bref sur le gros ventre des nourrissons. C'est là
une question importante qui nécessiterait de trop longs développements ; nous la reprendrons du reste ultérieurement, avec plus

de profit, lorsque nous serons plus complètement documentés. Rappelons-nous seulement que nous retrouvons chez les nourrissons les deux phases : compensation et gros ventre tendu, déchéance et gros ventre mou, mais déchéance le plus souvent passagère, car la vitalité des tissus est puissante au début de la vie, et le tube digestif, momentanément déprimé, peut arriver à se ressaisir. N'oublions pas cependant quels stigmates funestes un mauvais nourrissage laisse sur la tonicité digestive ; c'est un fait que la pratique de l'exploration de l'abdomen permet de mettre admirablement en lumière. C'est d'après l'état objectif du ventre qu'il faut juger de la santé et de la vigueur réelle d'un enfant, et non d'après des apparences extérieures souvent trompeuses. Que de nourrissons, que de jeunes enfants dont chacun vante à l'envi la bonne mine et le brillant embonpoint, qui cependant ont un fonds de résistance extrêmement précaire dont l'examen du tube digestif vient nous donner l'explication ! L'exploration de l'abdomen jette une clarté particulière sur toute la pathologie du jeune âge, qui, maladies infectieuses à part, est tout entière localisée dans l'appareil digestif ; grâce à elle toutes ces questions d'allaitement, de sevrage, d'alimentation de l'enfant deviennent simples et intéressantes. Pratiquons donc l'examen du ventre chez le nourrisson, et nous verrons disparaître beaucoup d'erreurs qui tendent à se perpétuer indéfiniment ; nous ne lirons plus, par exemple, dans les livres, même classiques, que le rachitisme peut apparaître chez des enfants bien portants et bien nourris, grosse faute d'observation qui a contribué à jeter l'obscurité sur cette étiologie si simple cependant du rachitisme, et dont l'examen objectif fait justice ; nous n'entendrons plus des médecins, dont l'autorité fait loi, mettre sur le même pied l'allaitement au sein et l'allaitement au lait stérilisé ; nous connaîtrons mieux le mode d'action réel du lait stérilisé, sa supériorité dans certains cas sur le lait bouilli ou même sur le lait de femme ; nous saurons enfin, que, dans cette question de l'allaitement artificiel, il faut considérer les qualités excito-motrices et toniques du lait sur un tube digestif donné, et se souvenir que l'insuffisance ou l'excès de ces qualités toniques peuvent également être pernicieuses pour les voies digestives d'un enfant, et le sont parfois au même titre que la présence dans ce lait de toxines ou de germes pathogènes.

Ventres faibles.

I

Nous venons de terminer l'étude des ventres forts ou gros ventres ; nous abordons maintenant celle des ventres faibles dont la caractéristique est de présenter, avec un développement restreint, des variations de volume peu considérables, en dehors des périodes passagères de ballonnement dont nous parlerons plus loin. Le qualificatif de faibles que nous donnons à ces ventres ne doit pas laisser croire qu'ils sont exclusivement l'apanage d'individus maigres ou d'aspect chétif, et chez lesquels il semble très naturel de trouver une cavité abdominale réduite et en rapport avec la débilité du reste de l'organisme. Ce ne sont pas les apparences extérieures seules qui peuvent nous permettre de ranger un dyspeptique dans telle ou telle catégorie ; car de même qu'il existe des pseudo-faibles, il y a des pseudo-forts. Certains malades offrent même, à cet égard, un intérêt particulier. La première impression qu'ils produisent est plutôt satisfaisante et favorable ; ils ont l'air solide et vigoureux, leur taille peut dépasser la moyenne ; ils ont les épaules larges, la poitrine développée ; quelques-uns ont les joues pleines et saillantes et cet aspect coloré de la face que le vulgaire considère comme un des attributs de la santé. Mais il existe une disproportion manifeste entre la moitié supérieure du corps et la moitié inférieure, et le contraste est réellement saisissant entre le thorax évasé et la cavité de l'abdomen resserrée et comme rétrécie ; il semble que l'on se trouve en présence d'un ventre atrophié ou frappé d'un arrêt de développement.

Chez quelques-uns une déformation spéciale du squelette vient encore diminuer la place que la nature a réservée comme à regret aux viscères abdominaux ; les fausses côtes très abaissées et les épines iliaques supérieures très déjetées en dedans arrivent presque au contact, et les malades présentent, avec une stature élevée, un abdomen d'un volume ridiculement petit et dans lequel la masse gastro-intestinale est tassée de telle façon qu'on peut la saisir presque toute entière dans la main. La clinique nous montre que chez ces sujets, la dyspepsie présente la marche et les caractères de la dyspepsie des Faibles. Nous devons donc considérer le développement du ventre et l'ampleur de la cavité abdominale comme un élément d'appréciation extrêmement important de la vigueur d'un organisme.

Nous retrouvons dans les ventres faibles les deux phases caractéristiques de l'évolution de la dyspepsie. Si, en raison des conditions anatomiques inhérentes à la constitution et au tempérament des malades, la compensation est de courte durée et inefficace, elle n'en est pas moins toujours réelle. L'organisme ne se laisse pas terrasser sans se défendre, et les effets de la lutte, si inégale qu'elle soit, se traduisent quelquefois par le gros ventre ; on peut alors, chez un dyspeptique à ventre plat, en déceler l'existence dans le passé soit au moment du nourrissage, soit pendant la première enfance, soit à une époque ultérieure de la vie ; mais le développement de l'abdomen avorte pour ainsi dire, et dans tous les cas est peu prononcé et passager. Pendant la période d'état de la maladie, nous trouvons, dans la station debout, un petit ventre arrondi dans sa partie sous-ombilicale et plus ou moins tombant ; dans la station couchée, un ventre tantôt légèrement et uniformément bombé, tantôt globuleux ou pointu, tantôt affaissé et même creux vers les fosses iliaques et saillant sur la ligne médiane. Ces différentes formes anatomiques n'ont, du reste, qu'une importance secondaire, le caractère le plus constant et le plus général étant, comme nous le verrons, la diminution de la tension gazeuse intra-abdominale.

A mesure que la tonicité digestive baisse, nous voyons le ventre s'affaisser d'une façon progressive ; il est d'abord uniformément plat ; plus tard il se creuse et prend l'aspect d'une cuvette dont les saillies osseuses du thorax et du bassin dessinent les contours. Dans les cas extrêmes, la paroi abdominale est collée contre les lombes, et dans la cavité du ventre réduite à un état virtuel, l'on cherche ce que peut bien être devenue la masse viscérale, où elle se loge, et sous quelle forme anatomique elle continue à vivre. Si donc, pendant les premières étapes, la maladie semble évoluer d'une façon différente chez les Forts et chez les Faibles, l'unité de la marche de l'affection vient se révéler dans cette phase ultime, la même pour les deux groupes de malades, à savoir l'effondrement du ventre. Phénomène solennel et grave, car il trahit l'affaissement de l'appareil gastro-intestinal, il marque l'épuisement de la tonicité digestive, le début de la déchéance de l'individu.

La marche de l'affaissement du tube digestif chez les Faibles n'est pas aussi rapide que semblerait le faire supposer la moindre résistance de l'organisme. Il est bon de savoir que, chez les Faibles, les troubles fonctionnels apparaissent d'une façon précoce et souvent très intenses. Les malades se voient obligés de soigner leur alimentation, ils s'interdisent tout excès ; c'est grâce à des soins incessants que leur état général reste satisfaisant, et que leur ventre ne subit, pendant de longues années, aucune modification appréciable soit dans sa forme, soit dans sa tension. De plus, l'affaissement du ventre n'a pas toujours la même signification irrémédiablement grave. De même que chez les Forts, soit pendant la période de compensation, soit pendant la période d'état, le volume du ventre subit des oscillations parfois de grande amplitude correspondant à des phases pendant lesquelles la tonicité digestive tour à tour fléchit et se ressaisit ; de même, on voit chez les Faibles le ventre présenter de légères variations de volume ou plutôt de forme qui répondent à des périodes d'aggravation ou d'amélioration passagères. Il en résulte qu'un ventre plat n'implique pas toujours un pronostic immédiat sévère chez les Faibles dont le tube digestif d'une fragilité et d'une sensibilité souvent extrêmes réagit avec énergie sous l'influence des impressions les plus insignifiantes et enregistre les moindres variations de la tension abdominale. Un simple refroidissement, dont les effets se sont fait sentir sur les voies digestives, suffit pour paralyser la tonicité gastro-intestinale et faire affaisser le ventre. A côté du ventre plat chronique, il faut donc donner une place au ventre plat aigu ou subaigu. L'étude des antécédents, des commémoratifs, de la marche générale de la maladie nous montrera, un cas donné, si l'affaissement de l'abdomen est un épisode passager et curable ou le signe d'une déchéance définitive, dans quelles limites nous pouvons espérer le relèvement du malade, si en un mot, la tonicité digestive est momentanément ou irrémédiablement compromise.

C'est surtout chez les Faibles que de pareilles considérations s'imposent. Le ventre des individus vigoureux n'enregistre pas avec une fidélité aussi exquise les moindres variations de la tension abdominale ; lorsqu'il commence à s'effondrer, c'est que la vitalité de l'appareil gastro-intestinal est déjà sérieusement menacée. Il y a peu d'espoir de voir le ventre plat des Forts reprendre sa forme globuleuse et les caractères d'une tension meilleure ; lorsqu'il se creuse en cuvette, c'est que les dernières ressources de la tonicité digestive se sont épuisées dans une lutte de longue durée ; il semble que la compensation ne se soit prolongée pendant tant d'années et effectuée avec tant d'activité qu'en aliénant l'avenir, et que les forces compensatrices ont absorbé toute l'énergie en réserve dans la fibre musculaire digestive. L'affaissement du ventre implique donc, toutes conditions égales d'ailleurs, un pronostic plus grave chez les individus vigoureux que chez les Faibles. La clinique confirme ces données de la physiologie pathologique.

II

Nous avons signalé précédemment les variations de volume qui surviennent dans les gros ventres et qui coïncident ordinairement, mais non toujours, avec des variations correspondantes de l'embonpoint général ; nous les avons attribuées à des phénomènes de compensation passagère. Le grossissement du ventre, considéré comme signe de force, est une formule générale qui trouve son application dans les cas en apparence les plus dissemblables. Tout abdomen qui grossit est un abdomen qui lutte et cherche à réagir ; quelles que soient l'accentuation et la durée du phénomène, qu'on le considère comme une phase prolongée, comme une étape durable de l'évolution de la dyspepsie, telle que chez les Forts, ou comme un accident passager d'une phase ou d'une série de phases de l'acte digestif, telle que chez les Faibles, sa signification est celle que nous avons signalée et reste toujours la même.

On observe, en effet, dans le ventre des Faibles, parfois aussi dans le ventre des Forts qui côtoient la déchéance, des variations de volume plus ou moins considérables, dont le caractère est d'être essentiellement passagères, de se produire rapidement, et de disparaître de même, variations d'autant plus sensibles qu'elles ne s'accompagnent d'aucune modification de l'embonpoint, et qu'elles contrastent même avec la maigreur souvent excessive de l'individu. Tantôt c'est par périodes de plusieurs jours ou de plusieurs semaines que l'on voit le ventre grossir d'une façon rapide, périodes après lesquelles il récupère progressivement ou brusquement son volume habituel. Tantôt c'est après le repas que survient un gonflement excessif qui dure une ou plusieurs heures, oblige les malades à se débarrasser des vêtements qui leur serrent la taille, puis disparaît lentement et d'une façon plus ou moins complète pour réapparaître après le repas suivant. D'autres fois les variations de volume affectent une forme régulièrement cyclique : au lever le ventre est plat ; puis peu à peu, à mesure que la journée s'avance, il grossit, avec exacerbations après les repas, et acquiert, vers le soir, un développement énorme qui constitue, pour les malades, une infirmité des plus pénibles. Le repos de la nuit fait disparaître cet « embonpoint » factice.

Ces variations de volume s'observent dans la période intermédiaire à la compensation vraie et à la déchéance irrémédiable ; elles sont dues à un véritable ballonnement, et, quelle que soit leur forme clinique, leur signification est la même : elles traduisent les efforts d'une tonicité digestive qui va s'épuisant chaque jour, mais qui n'a pas encore dit son dernier mot.

D'une façon générale, deux conditions sont nécessaires pour produire le ballonnement : 1° Un tube digestif d'une tonicité habituellement faible, chancelante, irritable, prêt à subir toutes les influences capables de l'affaiblir encore, d'autre part cependant assez actif pour ne pas s'affaisser au moindre choc ; 2° Une atonie subaiguë accidentelle venant se greffer sur cet état de faiblesse antérieure, en d'autres termes une recrudescence de la faiblesse qui, mettant le tube digestif dans l'imminence d'une brusque faillite, l'oblige à réagir, à utiliser toute l'énergie qu'il a en réserve pour rétablir l'équilibre compromis et essayer de maintenir la fonction à son niveau physiologique. Cette recrudescence de la faiblesse digestive s'observe à la suite des écarts de régime, des refroidisssements, des règles, de la fatigue, etc... Dans ces conditions la translation des contenta solides, liquides et gazeux de la cavité digestivesubit un brusque ralentissement ; pour lutter contre cette sorte de stase généralisée, la musculature gastro-intestinale réagit ; les phénomènes de sécrétion et de circulation deviennent plus actifs, la température intra-abdominale augmente, les gaz se dilatent ; puis, la tonicité définitivement vaincue dans la lutte, les tuniques digestives se laissent distendre, le ballonnement se produit. Sous l'influence du repos, du régime, le ballonnement cesse, le tube digestif se ressaisit, le ventre reprend ses dimensions normales. Si, au contraire, l'état de faiblesse accidentelle se prolonge, le tube digestif s'épuise, le ventre s'affaisse, le malade entre dans une phase beaucoup plus grave.

Il faut donc considérer comme un phénomène actif, comme une réaction de force, la distension gazeuse passagère de la cavité gastro-intestinale, c'est-à-dire le ballonnement, et savoir qu'un tube digestif qui, après avoir présenté des périodes de ballonnement, s'affaisse d'une façon définitive, est un tube digestif dont l'avenir est sérieusement compromis. C'est ce que la clinique démontre. D'une part, certains malades qui commencent leur journée avec un ventre plat et tout un cortège de troubles fonctionnels lamentables, voient leurs malaises s'atténuer et leurs forces renaître, à mesure que leur ventre se développe sous l'influence de l'éréthisme produit par les repas successifs de la journée ; c'est le soir que leur état est le plus satisfaisant, si toutefois le ballonnement n'a pas pris des proportions excessives. D'autre part, nombre de dyspeptiques ont accusé, à un moment donné de leur affection, des périodes de ballonnement ; à mesure que leur état s'aggrave, le ballonnement devient moins prononcé, moins fréquent, il diminue progressivement d'intensité, puis finit par disparaître. A ce moment l'état des fonctions digestives est des plus précaires. N'oublions pas cependant que ce sont souvent des phases de déchéance passagère dont l'hygiène et le régime peuvent avoir raison. On peut comprendre maintenant pourquoi le ballonnement n'est compatible qu'avec un état d'activité digestive moyenne. Dans un ventre fort, tout épisode d'atonie subaiguë, ou toute cause capable d'affaiblir la tonicité digestive, reste im-

puissante à produire le ballonnement, parce que le tube digestif
se ressaisit avec rapidité. Avec un ventre de faible vitalité, toute
cause d'atonie ne produit qu'un affaissement de l'appareil gastro-
intestinal, sans qu'aucune des réactions nécessaires à la genèse
du ballonnement puisse s'effectuer ; nous avons même vu plus
haut qu'une aggravation de l'atonie peut faire disparaître un ballonnement préexistant et déterminer l'affaissement du ventre. On
pourrait s'étonner de voir des ventres atones conserver d'une
façon permanente leur volume réduit ; il semble que c'est bien
dans cet état que les tuniques gastro-intestinales ne doivent opposer aucun obstacle à l'expansion des gaz et que le ballonnement
doive être un phénomène fréquent. Or il n'en est rien, et la raison
en est très simple, c'est que le ballonnement n'est pas un phénomène purement passif. Dans les ventres atones auxquels nous faisons allusion, l'activité digestive est réduite à son minimum ; ces
ventres ne sont le siège d'aucun phénomène réactionnel de quelque
intensité ; les variations de la température intra-abdominale sont
faibles, la dilatation des gaz est nulle ; c'est l'atonie partout, aussi
bien dans le système circulatoire et dans les glandes que dans la
musculature. En résumé, les conditions nécessaires à la genèse du
ballonnement ne trouvent leur réalisation que dans cette période
intermédiaire à la compensation vraie et à l'asystolie digestive,
période pendant laquelle le tube digestif, capable encore de lutter,
ne l'est déjà plus de sortir chaque fois vainqueur de la lutte.

Nous avons énuméré plus haut quelques-unes des causes qui,
en déterminant une recrudescence de l'atonie digestive, favorisent
l'apparition du ballonnement. On connaît l'influence des règles :
pendant toute leur durée, certaines femmes voient leur ventre
grossir démesurément ; il y a en même temps diminution de l'appétit et constipation. Si l'écoulement menstruel se fait irrégulièrement, le ballonnement se prolonge jusqu'aux règles suivantes,
pour disparaître brusquement, en même temps que l'appétit re-

naît et qu'une débâcle annonce le retour du fonctionnement de l'intestin. Le fait suivant qui concorde bien avec tout ce que nous savons de l'origine et de la nature du ballonnement, mérite d'être cité. Une femme voit sous l'influence d'un refroidissement ses règles se supprimer et son ventre prendre les proportions d'une grossesse à terme. A la période menstruelle suivante, le ventre s'affaisse brusquement pour reprendre, à la fin des règles, son volume antérieur. Nous voyons ici une recrudescence de la faiblesse du tonus digestif produire le gros ventre, une atonie plus profonde en déterminer l'affaissement, et le ballonnement réapparaître avec le retour d'une tonicité meilleure. Il est bon d'ajouter que les troubles fonctionnels, sur lesquels nous ne pouvons nous arrêter, suivirent une évolution parallèle à celle de l'atonie gastro-intestinale.

Le rôle de la fatigue est des plus évidents dans ces cas où l'on voit le ballonnement apparaître au début de la journée, dès que les malades commencent à se livrer à leurs occupations quotidiennes, s'accroître progressivement et ne disparaître que par le repos de la nuit. Dans d'autres circonstances, le ballonnement survient à l'occasion de l'ingestion des aliments. Tant que le tube digestif est au repos, l'insuffisance de la tonicité digestive ne se révèle par aucun signe apparent dans la forme ou le volume du ventre; mais l'éréthisme fonctionnel déterminé par l'arrivée du bol alimentaire dans un tube digestif atone, aboutit bien vite à l'épuisement, et suivant la rapidité avec laquelle se produit cet épuisement, nous voyons le ballonnement apparaître soit pendant l'ingestion des aliments elle-même, soit immédiatement, soit quelques heures après le repas. Nous avons donc dans l'apparition précoce ou tardive du ballonnement post prandium un élément d'appréciation du degré de force d'un tube digestif. Il est évident qu'un individu qui voit son ventre grossir après l'ingestion de quelques cuillerées de potage est un malade dont le tube digestif est faible ou sous le coup d'une atonie subaiguë accidentelle. Ce-

pendant l'apparition du ballonnement deux ou trois heures après
le repas n'implique pas d'une façon certaine que l'épuisement a
été lui-même tardif et que la tonicité gastro-intestinale est encore
satisfaisante. Il est des tubes digestifs très atones dans lesquels
l'éréthisme physiologique est lent à s'éveiller ; la mise en train du
travail de la digestion ne s'effectue qu'au bout d'une ou deux heures, et si le ballonnement survient à ce moment, le malade ne se
trouve pas dans des conditions différentes de celui chez lequel le
ballonnement se produit immédiatement après le repas ; on doit
même considérer que la faiblesse digestive est chez lui plus accentuée.

Il est des cas où le ballonnement est lié non à l'état fonctionnel, mais, ce qui revient au même, à une inflammation aiguë,
subaiguë ou chronique du tube digestif : tel le ballonnement des
fièvres, tel encore le ballonnement des cachectiques. Le vrai ventre
cachectique est le ventre affaissé ou creux ; le ballonnement est
toujours l'indice d'une inflammation aiguë ou chronique de l'intestin, avec ou sans diarrhée.

Nous venons de terminer l'étude de la configuration extérieure
de l'abdomen. Nous avons montré que l'on trouvait dans la forme
et le volume du ventre des éléments suffisants pour apprécier
rapidement l'état d'un malade et même embrasser la marche générale de son affection. Certes, les notions que nous avons acqui-
ses pourraient suffire à la rigueur pour nous permettre de donner
au malade des conseils utiles. En abordant l'étude de la tension
abdominale, nous allons pénétrer d'une façon plus intime dans
notre sujet ; nous allons serrer de plus près la réalité des modifications objectives du tube digestif, modifications que l'étude de la
forme du ventre nous a seulement permis de soupçonner ; nous
allons suivre, dans toutes leurs phases, la distension de l'appareil
digestif chez les Forts pendant la période de compensation, son
affaissement chez les Forts et les Faibles, pendant la période

de déchéance. Nos connaissances vont se préciser; en prenant contact, par la méthode de la palpation, avec le contenu de la cavité abdominale, nous allons surprendre le secret du fonctionnement du tube digestif à l'état pathologique, les conditions de sa résistance, les péripéties de son agonie et de sa mort.

CHAPITRE IV

LA TENSION ABDOMINALE

I. La tension abdominale est diminuée chez la plupart des dyspeptiques. Elle est l'expression de la tonicité digestive ; quand la tonicité digestive faiblit, la tension abdominale baisse. Marche de l'hypotension du ventre chez les Forts et chez les Faibles. — II. Evolution générale de la tension abdominale ; effacement successif de ses caractères physiologiques : rénitence, élasticité, souplesse. Types cliniques principaux : ventres mous ; ventres flaccides et ventres pâteux ; ventres vides et ventres rétractés. — III. Signification générale de l'hypotension du ventre. Les divers procédés de compensation ; compensations musculaire, circulatoire et nerveuse. La tension abdominale nous permet d'apprécier à la fois la force digestive et la résistance organique d'un individu. — IV. Variations de la tension abdominale dans le cours de la dyspepsie ; dans le cours des maladies aiguës. —V. Variations de la tension abdominale dans la phase digestive ; les anomalies de la faim.

I

Si l'on pratique la palpation de l'abdomen chez une série de malades même pris au hasard, on ne peut manquer d'être frappé par le fait suivant : la plupart de ces malades présentent un degré plus ou moins accentué de mollesse et de dépressibilité du ventre, qui chez quelques-uns atteint la flaccidité la plus extrême ou fait même place à une absence complète de tension. Il y a là un gros fait à côté duquel des générations d'observateurs ont passé, sans lui attacher de signification ou plutôt sans lui en chercher aucune ; nous pourrions aller plus loin et dire, sans en constater l'existence.

Nous avons vu maintes fois, en effet, des médecins procédant à l'examen méthodique d'un malade ne manifester aucune surprise en présence d'un ventre dont leur main pouvait sans résistance fouiller les moindres replis. Evidemment cette diminution de tension n'éveillait aucune idée dans leur esprit ; elle n'était même probablement pas perçue en tant que sensation. Plusieurs de nos confrères auxquels nous faisions examiner des ventres d'une mollesse caractéristique, nous avouaient « qu'ils ne sentaient rien, que cela ne leur disait rien ». Pourquoi nous en serions-nous étonné ? Nous avons nous-même, pendant plusieurs années, exploré des ventres, avant de nous rendre un compte exact de la nature des sensations que nous éprouvions ; nous avons pendant longtemps consigné dans nos observations la diminution de la tension sans nous douter de la complexité de cet élément ; nous avons longtemps méconnu toute la distance qui sépare un ventre simplement mou d'un ventre vide, et ce n'est qu'après de nombreux et patients examens que nous nous sommes aperçu qu'il y avait des ventres où toute trace de tension avait disparu. Ce n'est pas là, du reste, un exemple rare de ces faits que l'on touche du doigt chaque jour et sur lesquels cependant l'attention ne peut réussir à se fixer ; toutes les sciences d'observation pourraient nous en offrir de semblables. En ce qui concerne la tension abdominale, cet état psychologique de l'observateur est entretenu et fortifié par un préjugé qui ne semble pas prêt de disparaître, si l'on en juge par l'accueil réservé fait jusqu'ici aux travaux de Glénard et de Sigaud. C'est seulement lorsqu'il s'agit de dépister une tumeur ou une lésion viscérale grossière que l'on se décide à pratiquer l'examen de la cavité abdominale ; en dehors de ces cas complexes, il reste bien entendu que la palpation ne constitue plus qu'un simple « exercice de distraction », inutile, ou tout au moins incapable de fournir aucun renseignement utilisable. S'il n'a pas de fortes présomptions pour soupçonner un cancer de l'estomac ou du foie, une grosse rate, etc., ce n'est plus que d'une façon machinale et pour ainsi dire par acquit de conscience que le médecin promène sur le ventre une main distraite ; il n'y a évidemment rien à attendre d'un examen aussi superficiel et qui confine de si près au parti pris le plus absolu.

Glénard le premier a attiré d'une façon particulière l'attention des cliniciens sur l'hypotension de l'abdomen qu'il considère comme un des signes cardinaux de l'entéroptose ; mais c'est à Sigaud que revient le mérite incontestable d'en avoir précisé la signification réelle au point de vue de la physiologie pathologique et d'en avoir montré le rôle capital en pathologie digestive. Nous disions dans le chapitre précédent que l'affaissement de l'abdomen est souvent le premier signe apparent d'une compensation qui faiblit ; cela est vrai en ce sens que c'est un phénomène positif, qui s'impose de lui-même, sans examen préalable de la cavité abdominale par la palpation ; mais il est précédé dans tous les cas, pendant une période plus ou moins longue, par un signe qu'il faut chercher, la diminution de la tension ; ce qui n'est pas pour nous surprendre, puisque nous savons que c'est la tension gazeuse qui règle en quelque sorte la forme de l'abdomen, et que lorsque celle-ci se modifie, c'est grâce aux changements de celle-là. On n'a voulu voir dans l'hypotension du ventre qu'un symptôme de relâchement ou de distension de la paroi abdominale produite par la grossesse. C'est là une grosse erreur d'observation que nous avons déjà réfutée. Nous savons que la tension abdominale est pour ainsi dire fonction de la tonicité digestive, et qu'elle ne peut être influencée ni par le sexe, ni par l'âge, ni par aucun phénomène physiologique ou pathologique qui n'a pas dans le tube digestif son siège ou son origine. Le ventre mou s'observe chez le nourrisson et l'enfant comme chez l'adulte, chez l'homme comme chez la femme, chez les jeunes filles comme chez les multipares. Ce sont là des faits que chacun peut vérifier facilement et qui n'ont pas besoin de démonstration. Nous avons vu, en outre, que le rôle de la distension abdominale est accessoire : telle femme, après un premier accouchement, garde un ventre irrémédiablement mou ; telle autre, après plusieurs grossesses, conserve une tension des plus satisfaisantes. Dans l'un comme dans l'autre cas, des modifications très sensibles peuvent se produire dans l'état de la tension, sous l'influence de causes qui n'ont et ne sauraient avoir aucune action sur la paroi elle-même. Nous aurons l'occasion de revenir sur ce point.

L'hypotension de l'abdomen n'est donc pas un phénomène banal. Nous savons qu'une tension normale est l'expression physiologique d'une tonicité digestive normale ; une tension faible sera donc l'équivalent clinique d'une tonicité digestive défectueuse et nous pourrons apprécier le degré d'insuffisance de la force digestive mécanique d'un malade, d'après le degré plus ou moins accentué de la mollesse et de la flaccidité de son abdomen. Chercher les causes de l'hypotension, en étudier le mécanisme équivaut donc à étudier les causes de l'atonie digestive elle-même, et d'une façon plus précise les causes de la dyspepsie. La tension du ventre suit les oscillations de la tonicité gastro-intestinale ; or, celle-ci fléchissant de plus en plus à mesure que la maladie se prolonge, il s'ensuit que la tension abdominale baisse parallèlement et devient de plus en plus faible. S'il survient, dans le cours de l'évolution chronique de la dyspepsie, des épisodes d'atonie digestive subaiguë, ils peuvent être enregistrés objectivement sous la forme de brusques modifications dans l'état de la tension abdominale. L'évolution de la tension peut donc revêtir une allure chronique ou subaiguë ; mais les incidents d'atonie digestive subaiguë sont ordinairement passagers et susceptibles de s'amender, voire même de disparaître sous l'influence de l'hygiène thérapeutique ; dans ces cas, les modifications de la tension abdominale sont elles-mêmes passagères, et le ventre ne tarde pas à reprendre ses caractères de rénitence et d'élasticité antérieures.

Les premiers signes de la diminution de la tension du ventre sont difficiles à saisir, et ce n'est pas, du reste, dans l'impression générale que donne la palpation qu'il faut les chercher : il est deux segments où l'atonie et la diminution de la tension se manifestent tout d'abord ; ces deux segments sont le colon ascendant et l'estomac. On peut observer, en effet, de jeunes dyspeptiques dont l'abdomen est souple et rénitent, chez lesquels les signes de stase gastrique sont nuls ou peu accusés, et qui présentent comme seul signe objectif apparent un cœcum en boudin plus ou moins mou, plus ou moins crépitant ou empâté. Or, nous avons montré que le seul fait de pouvoir isoler, par la palpation, un segment de l'appareil gastro-intestinal permettait de conclure à l'insuffisance de la tension gazeuse et à l'atonie relative de ce segment : le boudin cœcal constitue donc un des premiers signes apparents de l'hypotension du ventre. Il est bien de toute évidence que même dans le cas simple que nous envisageons, l'atonie n'est pas localisée au colon ascendant et qu'elle s'étend à la totalité du tube digestif ; cette diminution de la tension générale n'est même pas sans faciliter l'exploration du colon et de son contenu ; mais elle est au début si peu accusée qu'elle échapperait à la palpation, si le boudin cœcal ne venait en quelque sorte témoigner en sa faveur. Nous pouvons donc considérer comme acquis le fait suivant : chez des sujets ne présentant parfois que des troubles subjectifs peu apparents, et dont le ventre conserve sa rénitence et sa souplesse, il est un segment du tube gastro-intestinal où l'insuffisance de la tension gazeuse se révèle d'une façon précoce avec sa conséquence naturelle, la stase, et reste pendant longtemps la signature de l'hypotension généralisée de l'abdomen : ce segment est le colon ascendant. Toutes les causes capables d'agir soit d'une façon directe soit par une répercussion fâcheuse sur le tube digestif pour en troubler le fonctionnement régulier, pour lasser le tonus gastro-intestinal et ralentir les actes mécaniques de la digestion, semblent donc avoir un maximum d'action au niveau du gros intestin et plus particulièrement du colon ascendant.

Quant aux raisons de cette localisation, il faut les chercher sans doute dans la nature même des fonctions du colon, du cœcum qui constitue le vrai réservoir des résidus de la digestion, dans l'obscurité et le peu d'intensité des réactions de cet organe, toutes conditions qui facilitent l'accumulation inconsciente des féces dans sa cavité ; il est des sujets chez lesquels le besoin de l'exonération est si peu impérieux que c'est plutôt par habitude ou par raison qu'ils se présentent chaque matin à la garde-robe ; il en est d'autres qui ne peuvent laisser passer le moment de vider leur intestin, sans que le besoin de la défécation disparaisse jusqu'au lendemain.

Du côté de l'estomac les signes de l'atonie et de l'hypotension sont moins précoces qu'au niveau du colon ; le bruit de clapotage et l'affaissement de l'épigastre n'apparaissent qu'à une période avancée, surtout chez les Forts qui font de la compensation. A ce moment, l'atonie digestive est suffisamment accentuée pour que la diminution de la tension gazeuse se manifeste avec la dernière évidence ; l'hypotension, d'abord localisée en apparence au gros intestin, s'est étendue à tout l'abdomen, et le malade présente, au lieu d'un ventre ferme et élastique, un ventre mou et dépressible.

Un autre élément peut alors intervenir, qui donne au processus une allure plus rapide ; cet élément auquel nous avons fait jouer primitivement un rôle exagéré, est la stase cœcale. La stase cœcale, si elle n'a pas toute l'importance que nous avions cru devoir lui accorder, ne se révèle pas moins comme une cause seconde capable de ralentir encore les actes de la digestion dans le segment supérieur de l'appareil gastro-intestinal et de précipiter la marche de l'atonie. Il n'est pas douteux qu'il est des malades chez lesquels l'irrégularité des fonctions du colon retentit d'une façon fâcheuse sur la péristaltique de l'estomac ; mais ce sont là des cas particuliers dont l'interprétation est toujours difficile. D'une façon générale, il ne faut pas envisager isolément les troubles des différents segments de la cavité digestive, et surtout bien se garder de créer des entités morbides distinctes pour l'estomac et pour l'intestin. Le tube digestif tout entier doit être considéré comme un organe unique, dont tous les segments sont solidaires les uns des autres à l'état de santé comme à l'état de maladie. Toute cause capable d'affecter le tonus digestif exerce son action pernicieuse à la fois sur les fibres musculo-élastiques du colon, du grêle et du ventricule gastrique ; et les troubles fonctionnels même localisés en apparence à l'un des segments retentissent inévitablement sur les segments voisins.

C'est donc l'épuisement progressif de la tonicité digestive qui conduit le malade à l'hypotension abdominale ; la résistance organique et le tempérament du sujet règlent l'allure du processus et impriment à chaque cas ses caractères particuliers. L'hypotension abdominale s'installe rapidement chez les malades faibles ou nerveux ; la débilité native de leur appareil musculaire digestif ne saurait opposer longtemps une résistance efficace aux causes nombreuses qui viennent battre en brèche sa vitalité ; on ne sera donc pas surpris de rencontrer chez eux, malgré leur jeunesse ou le peu d'ancienneté apparent de leur maladie, une dépressibilité souvent colossale des fosses iliaques ou des hypocondres, dépressibilité qui permet à la main de fouiller jusque vers la colonne vertébrale et de s'insinuer profondément sous les côtes, du côté de la cavité thoracique. Ceci nous explique que l'hypotension soit si précoce chez les jeunes filles et chez les femmes qui, par leur constitution, appartiennent à la catégorie des faibles, et que le gros ventre mou soit si fréquent et succède si rapidement au gros ventre tendu chez les nourrissons dont les tissus ne sont pas encore organisés pour neutraliser les effets déplorables d'une hygiène défectueuse.

Les malades vigoureux, au contraire, se présentent au début et pendant une période souvent très longue de leur affection avec un ventre ferme, uniformément tendu, ordinairement volumineux et offrant toutes les apparences d'une tension normale. Chez eux, les forces développées pour lutter contre le ralentissement des actes mécaniques de la digestion, au lieu de s'épuiser rapidement, ont abouti à la production d'une dilatation avec hypertrophie compensatrice de toute la portion supérieure du tube digestif, capable d'assurer d'une façon efficace, sinon parfaite, la translation du bol alimentaire, et de masquer pour un temps plus ou moins long les troubles fonctionnels de la dyspepsie. Ce n'est que d'une façon lente et progressive, par suite de l'épuisement de la tonicité digestive que nous verrons apparaître les signes caractéristiques de l'hypotension de l'abdomen.

Nous retrouvons donc ici, pour en compléter l'étude, les deux types de malades et les deux phases de l'évolution de la dyspepsie que nous avons déjà envisagés à un point de vue particulier, celui de la conformation extérieure de l'abdomen, qui ne fait du reste que traduire l'état de la tension gazeuse intra-abdominale. D'un côté les Forts, chez lesquels l'enchaînement du processus est marqué par les étapes caractéristiques : phase de *compensation* plus ou moins prolongée avec dilatation de la cavité digestive, tension normale ou en apparence exagérée et développement du ventre ; phase de *déchéance* : épuisement du tonus gastro-intestinal, hypotension progressive, affaissement de la cavité digestive, ventre en besace. D'un autre côté les Faibles, chez lesquels la phase de compensation avorte ou fait place rapidement à la chute de la tension abdominale, à l'affaissement digestif, au ventre plat.

<h2 style="text-align:center">II</h2>

La tension abdominale présente des variétés cliniques nombreuses ; et nous ne voulons pas seulement faire allusion, en ce moment, aux degrés infinis de mollesse que peut offrir l'abdomen. Ce que nous avons désigné jusqu'ici sous le terme général d'hypotension est, en effet, un état complexe dans lequel nous avons à envisager les éléments constitutifs de la tension abdominale physiologique, à savoir la rénitence, la souplesse et l'élasticité, de façon à nous rendre compte des modifications que ces éléments subissent par suite de l'atonie progressive de l'appareil gastro-intestinal. C'est, en effet, l'effacement plus ou moins complet, ce sont les modifications ou les combinaisons variables de ces divers facteurs qui constituent les formes cliniques de la tension abdominale.

Ces modifications se produisent par étapes successives, d'autant plus intéressantes à étudier qu'elles évoluent parallèlement au processus qui va conduire le tube digestif à l'atonie et à l'affaissement. En effet, dans une première phase de l'évolution de la dyspepsie, le ventre conserve ses caractères d'élasticité et de souplesse, mais la main qui le palpe ne perçoit plus la sensation de fermeté caractéristique d'un ventre fort ; la rénitence physiologique a fait place à une dépressibilité progressivement croissante. Plus tard, avec une atonie digestive plus accentuée, le défaut d'élasticité apparaît et devient de plus en plus manifeste : non seulement l'abdomen n'oppose plus de résistance à la pression même la plus superficielle ; mais il reprend difficilement sa forme et son aspect primitifs ; il semble vouloir garder l'empreinte de la main qui le palpe. Dans une phase ultérieure la souplesse elle-même a disparu ; l'abdomen affaissé n'offre plus que le plan résistant de sa paroi recouvrant une cavité resserrée et vide où la palpation ne révèle que les vestiges des reliefs du gros intestin, sous la forme d'empâtement ou de cordons plus ou moins distincts.

Nous pouvons donc, pénétrant plus profondément dans l'intimité du processus de l'hypotension, considérer l'effacement de plus en plus accentué et successif de chacun des facteurs de la tension physiologique comme autant d'étapes vers la faiblesse et l'atonie. L'épuisement digestif est de plus en plus marqué et les troubles de la tension de plus en plus graves à mesure que le malade passe du ventre sans rénitence au ventre sans élasticité et de ce dernier au ventre sans souplesse. Il est bien entendu que le tableau que nous venons de tracer de la marche générale de l'hypotension, quelque juste et vrai qu'il soit, a quelque chose de schématique. Ces divisions en phases, en périodes, si commodes en nosologie, ne répondent pas d'une façon absolue aux réalités de la clinique. C'est ainsi que la marche régulière de la maladie peut être entrecoupée par des périodes d'aggravation ou d'amélioration passagères, par des incidents de nature diverse capables de jeter un peu de confusion dans l'esprit de l'observateur qui s'en tiendrait à la lettre aux données théoriques. De plus, on conçoit facilement que la rénitence de l'abdomen ne puisse pas s'effacer et disparaître, sans que l'élasticité et la souplesse subissent elles-mêmes des modifications plus ou moins profondes ; ces divers facteurs ont entre eux des connexions trop étroites pour que leur dissociation absolue soit autre chose qu'un artifice d'exposition. Ces réserves faites, nous tenons à affirmer toute l'importance et tout l'intérêt de l'étude de la tension abdominale considérée comme un signe qui nous permet de suivre la marche progressive de l'atonie gastro-intestinale. Les considérations qui suivent vont d'ailleurs nous permettre de serrer la réalité de plus près.

1° La *rénitence abdominale* est la force de résistance que l'abdomen oppose à la main qui cherche à le déprimer ; plus elle est accusée, plus la palpation des organes viscéraux est difficile ; c'est la qualité dominante de la tension ; c'en est aussi la plus fragile, puisque c'est la première à s'effacer. Au défaut de rénitence correspond la dépressibilité, c'est-à-dire la facilité avec laquelle la cavité abdominale se laisse écraser. Sommes-nous en droit d'admettre la possibilité d'une exagération de la rénitence qui nous permettrait de conclure à l'hypertension de la cavité digestive ? Au début de la période de compensation, chez les jeunes gens vigoureux, on peut observer des ventres ordinairement gros, sans souplesse, donnant à la palpation une sensation de tension exagérée et laissant l'impression d'un degré de résistance inaccoutumée.

Chez ces malades, la dilatation des gaz, produite par la suractivité des phénomènes de la digestion, aboutit à la distension forcée de la cavité digestive ; mais nous avons à faire à un ballonnement excessif et non à une hypertension réelle. En effet l'hypertension vraie ne peut coïncider qu'avec une hypertrophie pure de la musculature gastro-intestinale ; or, nous savons que, même à la période de compensation et chez les Forts, cette hypertrophie est toujours associée à la dilatation ; la dilatation impliquant toujours un état de faiblesse, l'on conçoit difficilement qu'elle puisse être compatible avec un processus de force tel que l'hypertension. En réalité, le tube digestif des Forts, à la période de gros ventre, est déjà un tube digestif atone, c'est-à-dire dans des conditions de vitalité insuffisantes, et c'est pour cela même qu'il se laisse distendre : s'il possédait son tonus normal, il ne céderait pas sous la pression des gaz. La tension intra-abdominale est donc déjà diminuée dans les gros ventres, et si la palpation ne nous permet pas de nous rendre compte de la réalité de cette hypotension, c'est parce que la paroi abdominale est vigoureuse et qu'elle constitue un point d'appui résistant pour les tuniques digestives.

Du reste, la période de rénitence apparemment exagérée n'a souvent qu'une durée très passagère. Bien avant que le ventre ait subi un commencement d'affaissement, l'hypotension apparaît. L'abdomen est toujours volumineux, saillant, arrondi ; à peine l'ombilic semble-t-il rapproché de la région pubienne par suite du développement exagéré de la zone épigastrique. Cherchons à déprimer cette masse : le défaut de rénitence est manifeste ; la main pénètre dans les hypocondres, refoule les viscères du côté opposé avec la plus grande facilité. C'est au niveau de la région sus-ombilicale, que le phénomène est le plus sensible ; l'estomac forme une vaste poche distendue et molle ; la pression la plus superficielle fait céder la paroi épigastrique ; la dépressibilité est souvent extrême et comparable à celle d'un ballon de caoutchouc percé. Les ventres de moyen ou de petit volume, en raison du peu d'épaisseur de la paroi abdominale et certainement aussi de la moindre résistance des tuniques digestives, sont ceux où les modifications de la tension sont le plus nettement saisissables. Dans ces cas, depuis le défaut de rénitence le plus atténué jusqu'à la mollesse la plus extrême, la main peut recueillir toute une gamme de sensations très différenciables et dont les moindres nuances présentent leur intérêt. Ce sont là, malheureusement, des impressions fugitives, pour ainsi dire personnelles, que les termes sont impuissants à définir et qu'il est difficile de fixer dans une description didactique. Mais le phénomène est en lui-même trop manifeste et trop caractéristique, pour que l'observateur le plus novice ait besoin de connaissances théoriques très étendues et ne soit pas à même de se familiariser rapidement, après quelques séances de palpation, avec les sensations tactiles les plus délicates.

Pendant une période, d'une durée variable, la dépressibilité reste le seul signe objectif qui trahisse l'atonie commençante du tube digestif : la main qui déprime l'abdomen perçoit toujours cette sensation spéciale que la pratique de l'exploration ne permet pas de méconnaître et que nous pouvons comparer assez exactement à celle que donne un ballon de caoutchouc que l'on presse entre les doigts et dont les parois tendent à reprendre leur forme sphérique : l'élasticité abdominale, en un mot, n'a subi que des modifications peu sensibles. De plus le ventre conserve toujours sa forme globuleuse. Nous savons que, d'une façon générale, la forme globuleuse du ventre est un signe de force relative du tube digestif ; le fait reste vrai, même en dépit d'un degré déjà accentué d'hypotension. Cette coexistence d'une dépressibilité colossale du ventre avec intégrité de sa forme, de son volume, et des autres caractères de la tension abdominale physiologique, constitue une forme clinique des plus curieuses et qui se présente de la façon la plus saisissante dans le cas où le ventre a subi un développement exagéré. On observe, en effet, des malades dont l'abdomen volumineux offre à la palpation les caractères d'une vaste ampoule de baudruche à demi dégonflée et par conséquent d'une mollesse excessive ; on peut déprimer cette masse énorme jusqu'à la colonne vertébrale ; dès qu'on cesse de la palper, elle reprend son volume primitif, à la façon d'un ballon élastique. L'état général de ces malades est à peu près satisfaisant, leurs malaises sont peu accentués ; quelques-uns de ces malades arrivent même, dans cette situation précaire et fragile, à un âge avancé. On doit chercher l'explication de ces faits, toutes conditions égales d'ailleurs, dans la persistance d'un degré de tonus des tuniques gastro-intestinales, très faible, il est vrai, et assuré seulement par une vie d'une extrême régularité, mais suffisant, d'une part pour maintenir la perméabilité et prévenir l'affaissement du tube digestif, d'autre part pour assurer aux actes mécaniques de la digestion un fonctionnement à peu près régulier. Mais il y a là une sorte d'équilibre instable, à la merci d'une cause occasionnelle insignifiante, écart de régime, refroidissement, etc. Que le tube digestif vienne à être affecté, et cela dans des limites inappréciables, la tonicité digestive va s'évanouir, l'élasticité abdominale va disparaître, le ventre va s'affaisser d'une façon irrémédiable.

2° Poursuivons l'étude des modifications de la tension abdominale dans le cours de l'évolution de la dyspepsie. Lorsque le ventre perd sa forme globuleuse et son volume primitif, les désordres de la tension deviennent plus accusés et s'accentuent à mesure que l'affaissement progresse. La palpation n'est même plus nécessaire pour en constater l'existence, l'inspection seule suffit. Toute la masse viscérale se déplace dans les mouvements du malade ; indépendante de la paroi, elle semble flotter dans une cavité trop grande ; la moindre secousse, le moindre choc imprimé à cette masse en voie d'effondrement suffit pour la faire osciller et onduler à la façon d'un gâteau gélatineux. Ces phénomènes sont d'autant plus manifestes que le ventre avait primitivement un volume plus considérable. La rénitence est toujours nulle, et c'est avec la plus grande facilité que la main peut fouiller les replis de la cavité digestive. Mais les sensations fournies par la palpation changent de nature. L'atonie gastro-intestinale s'est aggravée ; envisagée dans ses rapports avec les signes objectifs, elle cesse d'être une simple vérité de raison, une déduction théorique tirée de la mollesse du ventre; elle devient matériellement perceptible et se traduit par le *défaut d'élasticité* de l'abdomen. On n'a plus cette sensation, peut-être un peu confuse, réelle cependant, de la poche musculo-élastique digestive sous tension plus ou moins grande, mais bien celle d'une cavité dont l'enveloppe musculo-cutanée abdominale forme l'unique paroi, cavité gazeuse faiblement tendue, fluctuante, qui ne réagit plus à la façon d'une balle de caoutchouc et semble vouloir garder l'empreinte de la main. Dans les cas les plus nets, le ventre donne l'impression d'un tissu délicat, fragile ; on croit palper un édredon ou un oreiller de fin duvet. C'est à cette sensation particulière que nous paraît s'adapter assez exactement le terme de *flaccidité*. C'est peut-être là une impression personnelle; mais les mots n'ayant de raison d'être que par la signification conventionnelle qu'on veut bien leur accorder, nous nous croyons autorisé, gardant le nom de *ventres mous* pour ceux qui manquent simplement de rénitence, à réserver la dénomination de *ventres flaccides* à ceux qui ont perdu leur élasticité et dans lesquels la perception d'une paroi digestive en activité devient moins nette.

Lorsque la tonicité digestive est plus profondément atteinte, une nouvelle forme clinique est réalisée : il semble lorsqu'on palpe l'abdomen, que la main pétrisse une masse œdémateuse dans laquelle les doigts laissent leur empreinte sous forme de godets. Le ventre tout entier présente une consistance pâteuse; cette sensation est due à la fois à la raréfaction des gaz, à l'affaissement et au tassement les unes contre les autres des anses intestinales affaissées ; peut-être aussi à des altérations anatomiques de la paroi digestive (infiltration œdémateuse, congestion passive, etc.). Ce qui nous confirmerait dans cette dernière hypothèse, c'est que les ventres pâteux s'observent spécialement dans les cas d'atonie digestive subaiguë avec ou sans mouvement fébrile. Entre le ventre simplement flaccide et le ventre pâteux, — les deux types extrêmes des ventres sans élasticité, — existe toute une gamme de types cliniques intermédiaires dont la pratique de la palpation peut seule apprendre à discerner les nuances.

Le défaut d'élasticité avec empâtement est plus spécial à la partie sous-ombilicale et traduit l'état anatomique de l'intestin, du grêle en particulier ; la région épigastrique ne saurait nous donner les mêmes sensations. Chez les malades dont nous nous occupons en ce moment, cette région est vide, pour ainsi dire, par suite de la rétraction et de la ptose de l'intestin, et la palpation nous y fait seulement reconnaître la présence de la cavité stomacale plus ou moins distendue, qui se révèle comme une poche affaissée, sans tension, incapable de donner la sensation d'empâtement en dehors des lésions organiques graves de ses parois. L'état flaccide s'y montre, en revanche, de la manière la plus évidente et souvent d'une façon très précoce. La région épigastrique, en effet, constitue une zone à part dont l'aspect extérieur reproduit assez fidèlement les modifications de tension qui surviennent dans la cavité stomacale, et les traduit d'une façon plus précoce que les changements de forme de l'abdomen inférieur ne traduisent les modifications de tension de la cavité intestinale. Nous avons montré à la période de compensation l'épigastre saillant et tendu, contrastant parfois avec la partie inférieure du ventre dont le volume n'a pas encore augmenté d'une façon appréciable. Lorsque survient la rupture de la compensation, c'est au niveau de l'épigastre que l'affaissement se manifeste tout d'abord, et reste longtemps le plus prononcé. On peut voir des malades dont le ventre garde encore sa forme globuleuse et sa tension rénitente, et chez lesquels l'estomac montre une dépressibilité très accusée ; plus tard, à une période où le reste de l'abdomen conserve encore son élasticité, l'épigastre est déjà flaccide. Il n'en faut pas cependant conclure que la cavité gastrique constitue un segment à part, réagissant pour son propre compte au point de vue mécanique. Les modifications de la tension et de la tonicité y évoluent parallèlement à celles de l'intestin. Si l'estomac semble jouir d'une certaine autonomie, c'est grâce, d'une part à l'intensité des réactions et à l'activité des phénomènes dont il est le siège, d'autre part à son volume, à sa situation superficielle et rendue plus accessible par la constitution de la paroi abdominale qui, au niveau de l'épigastre, est généralement souple, mince, et peu infiltrée par la graisse.

3° La disparition de l'élasticité abdominale ne caractérise pas la dernière étape de l'atonie digestive. A mesure que la tension faiblissait, la souplesse caractéristique de l'état physiologique, cette souplesse faite à la fois de rénitence et d'élasticité et qui donne à la main une impression évidente de force, s'effaçait pour faire place à un nouvel état spécial, satellite de la faiblesse, la dépressibilité. Dans les phases ultérieures, en même temps que le ventre s'affaisse et que la masse viscérale semble se tasser et se réduire, la dépressibilité devient elle-même de plus en plus obscure ; on comprend facilement ce qui peut en subsister dans l'empâtement mou diffus des états subaigus, et en quoi la dépressibilité d'un ventre pâteux diffère de celle d'un ventre flaccide. C'est là un pas de plus dans la voie de ce processus dont l'hypotension n'est elle-même qu'une étape, et dont le dernier terme est la disparition complète des gaz et de la tension gazeuse, c'est-à-dire l'atonie absolue, la déchéance définitive de la fibre musculaire digestive, en deçà des limites compatibles avec l'existence. Il ne saurait être question alors de tension, de rénitence, d'élasticité, de dépressibilité : la palpation ne donne plus qu'une sensation : celle d'une cavité vide, recouverte par une paroi rigide ou flasque, et dans laquelle ne subsistent plus que les reliefs incertains du colon.

Nous pouvons résumer dans le tableau suivant les phases de l'évolution de la tension abdominale et les types anatomiques qui correspondent à chacune d'elles :

1re phase, effacement de la rénitence, ventres mous.

2e phase, effacement de l'élasticité, ventres flaccides (état chronique), ventres pâteux (états subaigus).

3e phase, effacement de la souplesse, ventres vides, ventres rétractés.

Ces quelques types de ventres sont communs et faciles à reconnaître ; les diverses sensations de mollesse, de flaccidité, d'empâtement, de vide, de rétraction sont si caractéristiques et si nettement différenciables qu'il n'est aucun observateur doué d'un peu de bonne volonté qui ne puisse aisément les percevoir. Une longue étude descriptive ou clinique serait donc superflue. Nous nous contenterons de mettre le lecteur en garde contre quelques causes d'erreur qu'il importe d'avoir toujours présentes à l'esprit. Certains malades nerveux contractent leur paroi abdominale de telle façon qu'ils arrivent à donner à leur ventre, naturellement plat et mou, une forme saillante et globuleuse et l'apparence d'une tension satisfaisante. La percussion peut, dans ces cas, donner l'éveil ; nous verrons qu'un ventre normal est toujours plus ou moins sonore et que l'absence ou la diminution de la sonorité implique, d'une façon générale, un affaissement du tube digestif et une tension abdominale déjà diminuée. Parfois il suffira de prolonger pendant quelques instants la palpation ou de faire respirer largement le malade pour voir l'abdomen s'effacer et la pseudo-tension s'évanouir. Dans tous les cas douteux, le plus sûr est de faire lever le malade et de pratiquer la palpation dans la station debout, en se mettant en position comme pour l'épreuve de la sangle. Les muscles de la paroi abdominale antérieure entrent en relâchement, et l'on peut avec la plus grande facilité fouiller la cavité viscérale : on sera surpris de voir tel ventre qui dans la station couchée donnait l'illusion de la force et de la tension, se révéler absolument vide et mou.

Il est d'autres ventres, naturellement saillants, mais avec une paroi très épaisse et molle qui peuvent également en imposer pour des ventres tendus; saisissons la paroi à pleine main, soulevons-la, nous verrons que la cavité est presque vide, que cette paroi trompeuse recouvre un tube digestif affaissé ou rétracté.

Signalons enfin ce fait très vraisemblable que la diminution de tension n'est pas toujours uniformément répartie sur toute l'étendue de la surface du ventre. Ce sont parfois les parties latérales (fosses iliaques, hypocondres) où l'hypotension est seulement manifeste; la région médiane offrant plus de rénitence grâce à la présence des muscles droits antérieurs. Fréquemment, l'hypocondre gauche est plus mou que l'hypocondre droit, quelquefois par suite de la ptose rénale ou de la ptose du foie; dans d'autres cas, en dehors de toute ptose, parce que la masse intestinale refoulée par l'estomac et le foie est plus volumineuse et plus tassée du côté droit que du côté gauche. Nous donnons, du reste, cette interprétation pour ce qu'elle vaut, n'y attachant pas nous-même une importance bien grande.

III

Pouvons-nous placer, en regard de chacune de ces variétés anatomiques de ventres, les uns mous, les autres flaccides ou vides, un type clinique qui lui corresponde? Le supposer serait se faire une idée trop rudimentaire des complexités de la clinique et méconnaître la multiplicité des conditions qui président au développement des troubles fonctionnels les plus simples en apparence. La tension abdominale constitue d'ailleurs un élément d'appréciation qui ne doit pas être envisagé isolément. Dans quelques cas, à la vérité, cet élément pourra suffire à caractériser l'état d'un malade donné, de même que, dans d'autres circonstances, la note dominante nous sera fournie soit par la sonorité de l'abdomen, soit par l'état du colon, etc. Mais le plus souvent, nous devrons faire concourir à la solution du problème les diverses notions que nous avons recueillies par l'exploration du ventre. Retenons donc seulement, pour le moment, les importantes conclusions suivantes :

1° La tension abdominale traduit l'état de la tonicité digestive.

2° La transformation successive d'un ventre tendu et rénitent en un ventre mou, puis flaccide et vide, marque des étapes de plus en plus avancées dans la voie de l'affaissement digestif.

3° Les ventres pâteux sont la signature d'une atonie subaiguë des voies digestives ; ils constituent ordinairement un incident passager qui doit aboutir au ventre vide, ou à l'état antérieur de flaccidité ou de mollesse.

4° Tout malade, dont le ventre est habituellement vide ou rétracté, traverse les dernières phases de la déchéance digestive ; quelles que puissent être les apparences, son état est grave.

Cependant l'intensité des troubles subjectifs et la gravité de l'état général ne semblent pas toujours en rapport avec le degré de l'hypotension et par suite de la faiblesse digestive : on ne manquera pas de nous signaler des malades qui, malgré un ventre très mou, vaquent à leurs occupations, se livrent même à des travaux pénibles et ne présentent aucun trouble apparent de la digestion. Ces faits exceptionnels trouvent leur explication, et n'infirment en rien les conclusions précédentes ; ils pourraient nous surprendre, si nous ne prenions en considération tout un ordre de conditions dont les unes tiennent au malade lui-même (sexe, antécédents, tempérament, etc.) et dont les autres sont liées à son genre d'existence (profession, hygiène générale, habitudes alimentaires, etc.). Nous touchons ici à cette question capitale de la latence de la dyspepsie, dont il est nécessaire de dire quelques mots. L'observation suivante, tout en nous fournissant l'occasion d'interpréter un fait qui semble embarrassant pour notre doctrine, va nous permettre de préciser le sens qu'il faut attacher au terme de dyspepsie latente.

Un jeune homme de 30 ans, de constitution débile, maigre, se présente à nous avec un abdomen peu saillant, très mou, donnant cette impression de fragilité que nous signalions tout à l'heure ; la sensation d'élasticité persiste, le colon ascendant est gonflé, gargouillant, et se laisse écraser avec la plus grande facilité ; le colon descendant est mou et vide. A part le rhume insignifiant pour lequel il vient nous consulter, et qui, du reste, a cédé rapidement, notre malade prétend se porter admirablement ; il a bon appétit, ses digestions sont excellentes ; il dort bien, il peut vaquer à ses occupations quotidiennes sans aucune fatigue. Le contraste entre l'absence de troubles fonctionnels et la faiblesse du tube digestif, que la palpation nous traduit d'une façon irrécusable, pourrait sembler paradoxal si nous ne complétions notre observation par les renseignements suivants. Notre malade est d'une extrême sobriété, sa vie est des plus régulières ; sa profession n'exige qu'un déploiement de force des plus minimes ; il pèse ce qu'il boit et ce qu'il mange, et cela instinctivement, car il n'a jamais demandé à ce sujet les conseils d'aucun médecin. L'écart de régime le plus insignifiant le met à bas ; un verre de bière pris, par hasard, entre les repas lui donne la diarrhée ou une indigestion ; une bouffée de tabac suffit pour lui faire vomir son dîner ; une promenade un peu longue l'anéantit. Avec ces notions, notre cas s'éclaire et devient même l'occasion d'enseignements intéressants. La faiblesse d'un organe n'est très souvent que relative : c'est l'adaptation rigoureuse du travail aux forces chargées d'accomplir ce travail qui est le premier élément à envisager.

Dans ces conditions, il ne saurait y avoir de réactions anormales, de troubles de la fonction, tout au moins bien apparents. Si notre sujet ne se plaint pas de sa digestion, c'est tout simplement parce qu'il ne demande pas à son tube digestif autre chose que ce que celui-ci est capable de lui donner ; si son état général est à peu près satisfaisant, c'est qu'il n'impose pas à son organisme un travail au-dessus de ses forces. C'est, du reste, le principe sur lequel repose le traitement de la dyspepsie : instituer un régime tel que l'effort nécessité par les actes mécaniques de la digestion ne soit jamais au-dessus des ressources de la musculature gastro-intestinale. C'est là le but que doit viser le médecin ; il paraît très simple de le remplir. En réalité les mécomptes sont fréquents, car il est une autre indication non moins impérieuse, qui complète la première et qu'il ne faut pas négliger ; cette indication est d'utiliser *toutes* les ressources de la tonicité gastro-intestinale sous peine de voir les forces digestives s'affaiblir et de nouveaux troubles fonctionnels remplacer ceux que l'on a combattus.

Dans l'exemple que nous venons de citer, il ne saurait donc être question d'une dyspepsie latente, mais bien d'une dyspepsie rendue silencieuse par une diminution quasi-inconsciente de l'effort imposé au tube digestif et à l'organisme tout entier. Le dyspeptique latent est celui qui parvient à régulariser le travail de la digestion, non pas en diminuant la résistance, mais en augmentant la puissance, en faisant appel à des forces supplémentaires capables de venir en aide aux forces physiologiques insuffisantes. En un mot, la dyspepsie latente est une dyspepsie compensée.

La compensation est une réaction de défense de l'organisme, un procédé que la nature met en œuvre pour parvenir à la guérison. Elle peut revêtir des formes multiples dont un certain nombre nous échappe encore ; mais parmi ces formes, il en est trois principales que Sigaud a nettement dégagées, et dont il importe de connaître le mécanisme si l'on ne veut être arrêté à chaque instant par des faits d'apparence paradoxale ou contradictoire. Ces trois types de compensation sont : la compensation

musculaire, la compensation circulatoire et la compensation nerveuse.

a) La compensation musculaire nous la connaissons déjà; c'est
la plus apparente, celle dont la réalité s'affirme avec le plus d'évidence. Nous en avons saisi les premières manifestations, dès le
début de l'évolution de la dyspepsie; nous savons que le gros
ventre en est l'expression clinique la plus accentuée, et que la
chute ou plutôt l'affaissement de l'abdomen marque le moment
où elle commence à s'épuiser. Nous avons vu qu'elle est l'apanage
des Forts, chez lesquels le travail de la digestion semble se poursuivre pendant des années avec une parfaite régularité; qu'elle
est à peine ébauchée et même nulle chez les Faibles, d'où l'apparition précoce des troubles subjectifs et la rapidité d'évolution de
la dyspepsie chez cette catégorie de malades. C'est à la compensation musculaire seule qu'il est fait allusion dans le Traité de
Sigaud. A l'époque où il fut publié, la compensation musculaire
semblait pouvoir répondre à la généralité des faits cliniques.
L'auteur a dû reconnaître depuis que cette conception était insuffisante et que les procédés de compensation étaient très variés.

b) La compensation d'ordre circulatoire est celle qui s'établit
sous l'influence d'une irritation chronique du tube digestif produite
par une alimentation vicieuse, par l'alcool ou par les drogues. A
la vérité, c'est encore par l'intermédiaire de la fibre musculaire
que le dyspeptique lutte contre le ralentissement des actes mécaniques de la digestion; mais le point de départ de cette suractivité
fonctionnelle réside dans les troubles circulatoires, dans la congestion des voies digestives, et c'est ce qu'il est nécessaire de
savoir si l'on veut saisir toutes les indications thérapeutiques
applicables en pareille circonstance.

A ce point de vue, il importe de distinguer deux catégories de
malades : 1° Chez les uns, ce sont des Forts, la congestion produite par l'alcool met en branle une compensation musculaire vraie
qui tardait à s'établir, qui sommeillait, pour ainsi dire, et n'at-

tendait qu'un coup de fouet pour se manifester : le ventre se développe, le sujet engraisse, les troubles subjectifs disparaissent. Nous avons observé un malade très intéressant de ce type. C'était un ouvrier maçon, maigre, dont les troubles digestifs étaient peu accusés, mais qui souffrait d'accès de tachycardie très violents avec tendances syncopales. Ces accès se calmaient peu à peu sous l'influence du repos, pour se reproduire avec une intensité effrayante lorsque le malade reprenait son travail. Il dut quitter son métier de maçon pour exercer la profession moins pénible de placier en vins et en liqueurs. Une métamorphose rapide s'opéra dans sa constitution. En quelques mois notre placier devint méconnaissable; son ventre se développa; il engraissa d'une façon démesurée; le contraste frappait de stupéfaction ceux qui avaient connu son état de maigreur antérieure. Plusieurs années se sont écoulées; le malade est toujours sur la voie de l'obésité; il ne se plaint que de quelques aigreurs, consécutives à des excès de boisson; quant aux accès de tachycardie, ils ne se sont plus reproduits.

L'influence de l'irritation produite par les drogues est non moins manifeste. On voit des jeunes filles maladives, anémiques, dyspeptiques, d'une maigreur excessive, prendre rapidement, après un court traitement ferrugineux, un embonpoint souvent exagéré, en même temps que l'état général devient meilleur et que les troubles fonctionnels s'atténuent ou prennent une autre forme : la faiblesse et l'anémie sont remplacées dans ce dernier cas par des symptômes d'irritation, migraines, diarrhée, etc. Nous avons là un nouvel exemple d'une compensation musculaire vraie qui a pris son essor dans un organisme affaibli, mais encore vigoureux, sous l'influence d'une congestion des voies digestives : interprétation rationnelle d'un des modes d'action du fer dans le traitement de l'anémie.

2° Chez d'autres malades, et ceux-là sont les Faibles, l'irritation chronique du tube digestif est incapable de provoquer un pro-

cessus franc de compensation musculaire vraie ; non seulement le
ventre ne se développe pas, mais l'état objectif reste lamentable,
et si les troubles fonctionnels restent peu accusés, c'est grâce à la
congestion du tube digestif soigneusement entretenue, soit par
une alimentation irritante, soit par l'alcool, soit par les remèdes
(généralement pilules laxatives), congestion qui vient solliciter la
suractivité de la fibre musculaire gastro-intestinale. Cette suractivité n'est que passagère et de courte durée ; née avec l'état congestif, elle est toujours prête à disparaître avec lui. Essayez de
ramener de tels malades à une alimentation plus conforme aux
préceptes de l'hygiène ; le résultat pourra être désastreux : la
compensation disparaît, le tube digestif, privé d'un excitant qui
lui est devenu nécessaire, va s'affaisser, la digestion va se ralentir,
des troubles fonctionnels plus ou moins sérieux vont apparaître.
Un alcoolique auquel on a brusquement supprimé le vin et les
liqueurs peut voir ses malaises digestifs s'aggraver. Chose étrange !
depuis qu'il boit de l'eau, il a des aigreurs ; et ce petit incident
n'est pas fait pour le réconcilier avec son intime ennemie. C'est
ainsi que tel malade ne peut plus se passer des petits verres de
rhum ou de cognac qu'il absorbait à chacun de ses repas ; tel
autre a besoin de son café ou de son vin de Bordeaux ; un troisième est obligé de revenir aux mets épicés dont il faisait un
usage quotidien. Nous trouvons dans ces faits de compensation
d'ordre circulatoire ou congestif l'explication de ces améliorations,
nous pourrions dire irrationnelles, dangereuses, que certains
dyspeptiques, ordinairement sobres, obtiennent par l'usage des
vins généreux, des liqueurs, ou des toniques pharmaceutiques.
A l'examen objectif, on trouve habituellement, dans ces cas, un
ventre plat ou rétracté, un petit estomac et un colon en état de
spasme.

Tous ces faits, extrêmement intéressants, sont peu connus, et
toujours pour la même raison : le peu d'attention que l'on ap-
porte à ce qui se passe du côté du tube digestif. S'agit-il d'expé-

rimenter un médicament? On en étudie minutieusement les effets sur le cœur, sur le foie, sur le système nerveux ; on ne songe pas à s'inquiéter de l'estomac auquel on le confie sans ménagement, souvent sans discernement, et qui aurait bien le droit, lui, le premier témoin de l'expérience, de donner son avis. On a signalé et étudié les effets produits sur le système nerveux par la suppression de l'alcool ; l'influence de la suppression de l'alcool sur le fonctionnement des voies digestives est inconnue ; la question n'a même jamais été soulevée. Nous savons que cette influence se traduit dans nombre de cas par des troubles subjectifs dont le médecin doit connaître les manifestations, s'il ne veut que des faits réels lui échappent ou restent, pour lui, entourés d'obscurités. Peut-être aura-t-il en outre l'occasion de reconnaître que les troubles cérébraux qui surviennent chez les alcooliques, à la suite de la cessation brusque de l'usage de l'alcool, ne sont pas toujours d'origine primitivement nerveuse, mais qu'ils sont souvent la conséquence indirecte et éloignée d'une atonie digestive soudaine produite par la suppression d'un excitant habituel de l'appareil gastro-intestinal.

c) La compensation nerveuse est d'un ordre plus général : elle a son origine non dans un état spécial des voies digestives, mais dans une sorte de suractivité morbide du système nerveux. On rencontre tous les jours des êtres débiles, des femmes chétives, dont la résistance organique semble être descendue au minimum compatible avec l'existence, dont la vie n'est que privations, dont le ventre est dans un état lamentable, affaissé, disloqué, virtuel, pour ainsi dire, et qui suffisent cependant à un labeur excessif, à des fatigues inouïes. On les voit faire de longues courses, passer des jours et des nuits, sans repos, sans sommeil, au chevet d'un enfant malade, se livrer aux plus rudes travaux du ménage ; elles se contentent d'une nourriture grossière, presque toujours réduite. On ne les entend cependant jamais se plaindre trop amèrement ni de leur digestion, ni de leur état général. Nous trouvons rarement cette sobriété de la phénoménologie subjective ; nous avons intentionnellement schématisé notre description ; mais le fond en est vrai, et tout le monde peut y rattacher quelque souvenir personnel. Souvent il s'agit de femmes jeunes, autrefois vigoureuses, qu'une couche, ou des privations, ou des ennuis domestiques ont jetées dans le marasme ; leur tonicité digestive ne s'est pas épuisée progressivement dans une lutte de longue durée ; elle a été brusquement terrassée par un épisode subaigu ; mais elle persiste à l'état latent, elle sommeille pour ainsi dire, elle n'attend que des conditions hygiéniques meilleures pour se relever, et pour ramener un état général plus prospère. C'est ce que l'on voit en effet dans maintes circonstances. Cette persistance à l'état latent d'un tonus digestif encore capable de s'éveiller peut nous expliquer en partie le contraste entre la déchéance physique et le mauvais état du ventre d'une part, et le peu de retentissement des troubles locaux et généraux, d'autre part. Il faut faire également intervenir une sorte de compensation nerveuse, dont les malades ont, du reste, elles-mêmes conscience : « Je sens qu'il n'y a que les nerfs qui me soutiennent. » Cet aveu naïf peut faire sourire ; nous pensons toutefois que le médecin peut en faire son profit et en tirer un enseignement tout aussi bien que des considérations de l'ordre le plus relevé. Il est intéressant de faire remarquer que si des conditions hygiéniques plus favorables ou un changement dans la situation sociale viennent rendre inutile l'intervention de la compensation nerveuse, les résultats immédiats ne sont pas aussi heureux qu'on aurait pu l'espérer. On peut voir, en effet, un affaissement de l'organisme succéder à l'agitation de l'existence et une maladie grave se déclarer au moment où l'on supposait que le repos du corps et la tranquillité de l'esprit allaient donner le signal d'un état de santé meilleur. Nous assistons alors à un épisode d'atonie digestive aiguë produite par la rupture d'une compensation qui a disparu parce qu'elle n'avait plus sa raison d'être et que les conditions qui l'avaient entretenue pendant des mois ou des années avaient elles-mêmes cessé d'exister.

Les malades que nous avons désignés sous le nom de Faibles sont pour la plupart des nerveux. Leur appareil gastro-intestinal est d'une fragilité toute particulière, et la régularité apparente des fonctions digestives ne s'établit et ne persiste que grâce à une véritable compensation nerveuse. Mais ils offrent un perpétuel état d'équilibre instable ; la compensation est à la merci d'un incident quelconque, le plus souvent insignifiant. Tout ce qui peut irriter ou déprimer le système nerveux retentit d'une façon fâcheuse sur leurs voies digestives ; un écart de régime, un verre d'alcool les jette dans le désarroi. Ces malades sont souvent des buveurs de café, et l'abus qu'ils font de cette boisson a sa raison d'être non dans un caprice ou un goût inexplicable, mais dans un besoin réel de l'organisme. Le café est pour eux ce que l'alcool est pour les congestifs, un excitant nécessaire non pas seulement pour le système nerveux général, mais pour le tonus digestif. Chez ces malades, l'activité cérébrale, les distractions sont également un puissant stimulant pour la tonicité digestive ; le repos de l'esprit, le désœuvrement ne tardent pas à amener la torpeur des fonctions de la digestion. Tout le monde a connu de ces hommes d'action qui se retirent des affaires pleins de santé et d'espérance, et que l'on voit rapidement décliner et disparaître, tués par l'inactivité : nous avons là un exemple de nerveux chez lesquels le travail et les soucis entretenaient une compensation salutaire qui a pris fin avec le repos et l'oisiveté.

Si nous nous sommes étendu, un peu longuement peut-être, sur les divers procédés mis en œuvre par l'organisme pour suppléer à l'insuffisance physiologique du tonus digestif, c'est qu'il nous a paru nécessaire de répondre, dès maintenant et une fois pour toutes, aux objections concernant l'inconstance des relations entre l'état local et les troubles fonctionnels, objections qui ont été formulées soit à propos de la tension abdominale, soit à propos des ptoses, soit au sujet de la stase et de la sténose coliques. « Est-ce réellement bien la peine de chercher si un ventre est mou ou tendu ? J'ai observé un malade dont la paroi abdominale antérieure semblait collée contre les lombes, et dont cependant l'état général laissait peu à désirer. Faut-il attacher beaucoup d'importance à l'existence des ptoses ? J'ai vu des femmes dont le rein droit se promenait autour de l'ombilic, et qui n'avaient pas du tout l'air de se douter de ce déplacement, » etc., etc. Nous avons montré que ce sont là des particularités dont le médecin doit rechercher l'origine, et que l'absence ou le peu d'intensité des troubles fonctionnels trouve son explication dans une sorte de compensation dont la nature varie suivant la constitution du sujet, sa manière de vivre, ses habitudes, etc... Cela est si vrai que tôt ou tard les troubles subjectifs apparaissent tels qu'on a pu les prévoir ; la compensation n'a qu'un temps, et la réaction sera d'autant plus grave que la phase de latence aura été plus longue et plus silencieuse.

On retrouve, du reste, ce silence de la phénoménologie subjective dans toutes les lésions organiques compensées; tant que l'équilibre est parfait entre l'effort et l'obstacle, entre l'activité fonctionnelle et le travail à accomplir, on ne s'aperçoit pas que l'organe se trouve dans des conditions anatomo-physiologiques insuffisantes. Que l'équilibre arrive à se rompre, les troubles morbides apparaissent : l'asystolie vient révéler une affection cardiaque peut-être ignorée, l'urémie une lésion rénale méconnue. C'est à la suite d'une lecture prolongée ou d'un travail d'application quelconque que la céphalalgie, les douleurs périorbitaires viennent trahir chez l'hypermétrope l'insuffisance du muscle ciliaire.

Il faut donc envisager la tension abdominale à un point de vue général, indépendamment des manifestations subjectives dont les désordres qui peuvent la frapper sont habituellement escortés. La tension abdominale est l'expression de la force digestive mécanique, de la résistance vitale d'un individu. Quelles que soient les apparences symptomatiques, un ventre mou implique une déchéance momentanée ou définitive de l'économie ; un ventre ferme est la signature d'un organisme vigoureux. Un gros foie, des urines albumineuses, un diabète n'entraînent pas un pronostic immédiat grave, si le ventre a conservé les caractères de rénitence et d'élasticité suffisantes ; le danger devient menaçant le jour où l'abdomen commence à s'affaisser. On voit que, présentée sous cet aspect, l'étude de la tension abdominale offre un intérêt considérable, méconnu jusqu'à ce jour ; elle ouvre au médecin des horizons qu'il ne saurait même entrevoir s'il se contentait de considérer l'hypotase du ventre comme un signe banal, capable tout au plus de favoriser le prolapsus des viscères, comme un simple trouble de statique auquel il va pouvoir facilement remédier par l'application d'une sangle. Ne nous laissons point abuser par un état général satisfaisant en apparence : c'est la force, c'est l'énergie, c'est la vie du malade qui fuit insensiblement, à mesure que la tension de son ventre s'affaiblit, car c'est la source même de l'existence qui se tarit, c'est l'activité digestive qui s'éteint.

IV

L'évolution morbide de la tension abdominale, que nous avons décrite dans ses grandes lignes, embrasse, on le comprend, une période d'années extrêmement variable. Toutes les causes capables d'impressionner favorablement ou défavorablement la tonicité digestive peuvent modifier l'allure du processus, en ralentir ou en précipiter la marche ; ces causes agissent sur le tube digestif soit d'une façon directe (écarts de régime, hygiène alimentaire défectueuse, excès de boisson), soit d'une façon indirecte (maladies aiguës, fausses couches, grossesses, émotions morales, chagrins, etc.), et leur action est plus ou moins énergique suivant la résistance organique, le sexe, l'âge. Chez l'enfant elles laissent des traces déplorables, et nous savons que c'est habituellement dans les premières années de la vie que se décide le sort de l'appareil digestif. Chez le Faible l'hypotension apparaît plus rapidement que chez le Fort ; elle se montre aussi plus prématurément chez la femme que chez l'homme.

L'évolution de la tension abdominale ne subit pas seulement des temps d'arrêt ; elle est marquée par des oscillations qui correspondent à des périodes d'aggravation et d'amélioration passagères ou durables. Parmi les modifications heureuses de la tension abdominale, les plus intéressantes pour le médecin, car elles viennent témoigner des heureux effets de son intervention, sont celles qui se produisent sous l'influence d'un traitement hygiénique rationnel. Il n'est pas rare, en effet, d'observer des malades dont le ventre affaissé et vide reprend progressivement sa forme globuleuse, sa souplesse et son élasticité, en même temps que les troubles fonctionnels s'effacent et que l'état général devient satisfaisant. Ces résultats que le régime seul permet d'obtenir et que l'on peut prévoir d'avance, constituent une sanction pleine d'enseignements pour notre doctrine.

La tension abdominale subit à l'occasion des différents actes de la vie génitale de la femme, et surtout pendant la grossesse et la puerpéralité, des variations très sensibles et dont il est facile de saisir les relations avec l'état subjectif. Ce sont ces modifications qu'il faut connaître si l'on veut se faire une idée satisfaisante et instructive de certaines particularités du fonctionnement de l'appareil digestif chez la femme enceinte, si l'on veut pénétrer la nature véritable des troubles dyspeptiques qui marquent le début de la grossesse, et les raisons qui motivent leur disparition précoce ou leur durée et leur ténacité. Nous avons vu que dès les premiers jours de la conception, certaines femmes accusent un développement notable de l'abdomen, que l'on ne saurait attribuer à l'utérus ; dans les premiers mois et même jusqu'à la fin de la grossesse, le développement du ventre peut rester exagéré et toujours hors de proportion avec le volume de la matrice. En même temps le ventre devient mou, perd son élasticité et prend dans la plupart des cas une consistance franchement pâteuse ; les reliefs du colon sont peu accusés, diffus, flous ; nous avons, en un mot, sous la main, tous les caractères d'une atonie digestive subaiguë. Il n'est donc pas juste de considérer les malaises du début de la grossesse comme des phénomènes purement nerveux ; l'exploration du ventre nous montre que ces malaises ont leur substratum anatomo-pathologique. À mesure que la grossesse se prolonge, les résultats de la palpation deviennent plus incertains en raison du volume de l'utérus qui gêne l'examen, mais il est évident que, dans les cas où les fonctions digestives se rétablissent, la tonicité gastro-intestinale se ressaisit progressivement. De plus, le développement de l'utérus vient relever dans une certaine mesure et d'une façon artificielle la tension de l'abdomen ; ce nouvel élément favorise la disparition des troubles fonctionnels qui ont marqué le début de la gestation. Un fait qui vient témoigner encore en faveur de l'atonie digestive de la grossesse, est cette exagération formidable de l'appétit que présentent certaines femmes, ordinairement petites mangeuses, et qui dès qu'elles sont enceintes, ne peuvent jamais se rassasier, malgré la quantité énorme d'aliments qu'elles absorbent.

Cette exagération de l'appétit reconnaît pour cause une insuffisance de l'éréthisme digestif qui, à l'état physiologique, est provoqué par l'ingestion des aliments. Nous reviendrons sur ce point dans un instant.

Après l'accouchement, l'hypotension de l'abdomen est ordinairement très accentuée. Il se produit, sous l'influence du travail et du vide consécutif à l'expulsion du fœtus, une sorte de parésie aiguë de la tonicité digestive qui persiste pendant un laps de temps variable. Alors que certaines femmes gardent pendant

7

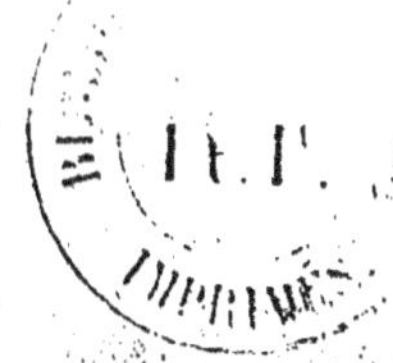

plusieurs semaines un ventre distendu, gonflé, mollasse ou pâteux, il en est d'autres chez lesquelles la tonicité gastro-intestinale se ressaisit rapidement, et qui, dès les premiers jours, au bout de quelques heures même, présentent de nouveau un abdomen dont la rénitence et l'élasticité laissent peu de chose à désirer. Ceci nous montre bien que la distension et le relâchement de la paroi abdominale n'ont qu'une influence accessoire sur la genèse du phénomène de l'hypotension ; ce qui nous le prouve encore, c'est que l'on peut voir, chez des accouchées, le ventre, qui avait déjà recouvré ses caractères physiologiques, reprendre de nouveau, au bout de quelques jours, sa mollesse, à la suite d'incidents qui ont défavorablement impressionné le tonus gastro-intestinal. Si une femme garde après un accouchement un ventre irrémédiablement mou — à supposer qu'il ne le fût pas antérieurement à la grossesse, ce qui est loin d'être rare — cela ne prouve qu'une chose, c'est que la grossesse et l'accouchement ont eu sur la tonicité digestive une influence désastreuse. Une paroi abdominale relâchée ne peut donner à un ventre les caractères de l'hypotension, si le contenu de ce ventre est suffisamment tendu ; il ne suffirait pas d'envelopper un ballon de baudruche bien gonflé dans un sac de toile large et flottant, pour modifier les sensations de rénitence et d'élasticité que ce ballon doit présenter à la palpation.

Les maladies aiguës, même celles qui évoluent sans fièvre ni symptômes généraux et semblent le plus nettement localisées (bronchites simples, amygdalites ou angines catarrhales) peuvent s'accompagner de variations de la tension abdominale ; ce fait est intéressant à signaler, car il nous montre que dans les cas les plus bénins en apparence, l'organisme est profondément troublé et le tube digestif frappé dans son activité fonctionnelle.

Bien plus, l'étude de la marche de la maladie vient souvent révéler que la cause occasionnelle a surpris l'organisme dans un

moment où le fonctionnement des voies digestives laissait à désirer, que c'est, en un mot, sur un terrain digestif que la maladie
a trouvé le nescio quid favorable à son éclosion. C'est, à la vérité, chez les dyspeptiques déjà gravement atteints et grâce à la
fragilité de leur appareil gastro-intestinal que les oscillations du
tonus digestif sont le plus accentuées et que l'on voit un ventre
de tension habituellement faible présenter pendant toute la durée
de la maladie intercurrente un défaut de tonicité et une flaccidité
extrême. Mais ces faits, pour être plus rares et moins tangibles,
peuvent également s'observer chez les individus vigoureux, et,
dans les cas où la résistance du tube digestif ne permet pas
aux modifications objectives de se manifester d'une façon bien
évidente, la coexistence de troubles fonctionnels spéciaux vient
déceler la part que l'appareil gastro-intestinal prend au processus.

Les affections indéterminées que l'on voit survenir sous l'influence des refroidissements, des écarts de régime, des changements de saison ou des bouleversements météorologiques peuvent
être également soulignées par des modifications profondes dans
l'état de la tension abdominale ; ce qui n'a pas lieu de nous surprendre, car l'observation démontre que ces affections épuisent
surtout leur action sur le tube digestif. On peut même considérer
comme un fait acquis qu'une atonie aiguë ou subaiguë des voies
digestives en constitue le substratum anatomique et clinique fondamental. Sous l'influence d'une des causes dont nous parlions
plus haut, un individu est pris de frisson avec ou sans mouvement fébrile, de courbatures ; il accuse de la lassitude générale,
de l'impuissance intellectuelle, de la céphalalgie ; la soif est vive,
l'appétit nul ; la constipation est absolue ou bien il existe de fréquents besoins d'aller à la selle avec expulsion d'une minime
quantité de matières en bouillie ; la langue est rouge ou recouverte d'un enduit jaunâtre, la bouche glaireuse, l'haleine fétide ;
il y a parfois du catarrhe des voies respiratoires supérieures ; au

bout de quelques jours des vésicules d'herpès apparaissent sur les lèvres, puis peu à peu tout rentre dans l'ordre : la fièvre tombe, l'appétit renaît avec l'entrain habituel, les fonctions intestinales se rétablissent. On reconnaît là les symptômes de ce qu'on a appelé l'embarras gastrique saisonnier, la fièvre herpétique, ou catarrho-rhumatismale, la pseudo-grippe à forme gastro-intestinale. A ce tableau clinique si précis ne correspond aucune modification objective apparente, si l'on se contente de l'examen classique ; le médecin se borne à constater l'intégrité des différents appareils rénal, cardiaque, pulmonaire. La palpation abdominale nous révèle au contraire tout un ensemble de signes intéressants ; outre un état caractéristique du colon et de l'estomac que nous apprendrons à reconnaître plus tard, nous trouvons un ventre de sonorité diminuée, uniforme et basse, de tonicité faible, et s'il s'agit d'un dyspeptique déjà anciennement malade, un ventre affaissé, vide ou de consistance pâteuse. Parallèlement à la disparition des troubles fonctionnels, on voit, au moment de la guérison, le ventre reprendre des caractères voisins de l'état physiologique.

C'est chez les enfants que ces épisodes d'atonie aiguë ou subaiguë des voies digestives présentent le plus d'intérêt et méritent le plus d'attention, car ils s'accompagnent souvent de symptômes généraux inquiétants qui peuvent en imposer pour une maladie grave. La cause de ces crises d'atonie est le plus souvent, pour ne pas dire toujours, un refroidissement. Cette étiologie est si banale, elle est si souvent invoquée par les mères, que l'on finit par n'y plus faire attention, et à se laisser aller à la repousser de propos délibéré ou à n'en tenir aucun compte. Elle est vraie cependant, et toutes les fois qu'on voudra la rechercher, on la trouvera si précise et si évidente qu'elle entraînera une conviction absolue. Il n'est pas indifférent de connaître ou d'ignorer l'influence du refroidissement sur les voies digestives et la prodigieuse susceptibilité des nourrissons et des jeunes enfants à subir l'impression des variations météorologiques ; le médecin peut donner, à ce sujet, quelques conseils prophylactiques qui seront très utiles à son petit malade. Ajoutons que l'influence du refroidissement est d'autant plus efficace que l'état des voies digestives de l'enfant laissait antérieurement plus à désirer.

Quoi qu'il en soit, un enfant, quelques heures auparavant bien portant, est pris brusquement d'une fièvre intense ; la langue se recouvre rapidement d'un enduit saburral, l'haleine présente cette odeur aigre à laquelle le public reconnaît la présence indubitable des vers ; l'anorexie est absolue, l'enfant refuse même souvent de boire, ce qui semble étrange si l'on considère l'élévation de la température et la chaleur brûlante de la peau, ce qui surprend moins si l'on songe à la torpeur extrème du tube digestif. Faisons remarquer, en passant, que la sensation de soif, comme la sensation de faim, n'est pas un phénomène purement nerveux, mais un phénomène intimement lié à un état particulier de l'appareil gastro-intestinal. Si l'enfant est jeune, il y a de la torpeur, de la somnolence, des soubresauts, des spasmes des membres ; il peut même se produire des convulsions. Toute cette symptomatologie, on en fait bien le plus souvent remonter la cause à des troubles digestifs, mais ce que l'on ignore généralement, c'est que, dans les cas de quelque intensité, le ventre présente des modifications caractéristiques ; il devient mou, il se dégonfle, parfois il s'affaisse, ou présente une consistance pâteuse, ou donne la sensation de vide. Au moment de la guérison, il reprend son aspect normal et redevient souple, tendu et élastique. Le praticien qui aura observé, dans l'espace de quelques jours, de telles oscillations de la tension abdominale, ne conservera plus de doute sur l'importance et la signification de cet intéressant phénomène. Il en pourra même tirer des indications pratiques qui ne sont pas à dédaigner. C'est dans les cas où le ventre est vide ou flaccide qu'il faut s'abstenir d'une thérapeutique active. Nous avons vu souvent des malaises, d'abord insignifiants, s'accentuer et revêtir les caracté-

res d'une maladie grave, à la suite de l'administration intempes-
tive de remèdes que l'on regarde à tort comme inoffensifs : santonine, semen contra, ipéca, calomel. C'est ainsi que ce dernier
médicament, dont l'action est si souvent heureuse, ne doit être
employé que dans les cas où la stase et l'encombrement coliques
sont manifestes, chez les enfants dont le ventre a conservé une
tonicité satisfaisante.

En dehors des états aigus fébriles, la tonicité digestive subit
chez les enfants des oscillations que l'on ne peut pas toujours
constater objectivement, soit à cause de leur faible amplitude,
soit à cause des difficultés de l'examen chez les enfants, mais qui
n'en sont pas moins réelles. C'est à ces troubles de la tension
abdominale, liés à une atonie digestive passagère, et non à des
intoxications que nous rapportons la plupart des malaises variés
que l'on observe dans l'enfance et que les mères mettent sur le
compte des vers intestinaux : face blafarde, yeux cernés et troubles, traits tirés, mâchonnements, insomnie et soubresauts. Parfois la symptomatologie ne laisse pas que de présenter des caractères
inquiétants : vertiges, troubles de la motilité, strabisme passager,
maladresse, chutes fréquentes. Un de nos petits clients, aujour-
d'hui âgé de dix ans, a présenté jusqu'à l'âge de six ans, toutes
les cinq ou six semaines, un état particulier caractérisé précisément
par du strabisme, et une tendance à tomber dès qu'il voulait
marcher ; cet état se prolongeait un ou deux jours. Ce qui montre bien l'origine abdominale de ces symptômes et leurs rapports
avec la tension, c'est leur disparition rapide, à la suite de l'administration d'un excitant quelconque, santonine, semen contra,
mousse de Corse, dont l'effet est de secouer la torpeur de l'appareil
gastro-intestinal et de relever la tonicité digestive. Mais cette
thérapeutique, qui réussit admirablement dans les atonies légères,
aggrave l'état du malade lorsque l'atonie est plus profonde : on
en pénètre facilement la raison.

V

Nous avons étudié au début de ce chapitre les modifications successives que subit la tension abdominale dans le cours de l'évolution de la dyspepsie ; nous avons ensuite signalé les variations qu'elle présente sous l'influence de différents épisodes physiologiques ou morbides ; et nous avons vu que la palpation de l'abdomen nous permet de nous rendre compte de tous les phénomènes intéressants qui accompagnent, dans ces cas, les oscillations de la tonicité digestive. Nous terminerons par quelques mots au sujet des oscillations de la tension abdominale pendant la phase digestive, oscillations qui se manifestent par des troubles fonctionnels, souvent bruyants.

Nous savons qu'à l'état normal, les variations de la tension abdominale pendant la phase digestive ne sont pas très considérables, ou que, tout au moins, c'est d'une façon lente, continue et progressive que l'on voit la tension abdominale s'élever (phase active de la digestion, phase d'éréthisme), et décroître (phase de repos) ; aussi les réactions des actes digestifs sont-elles silencieuses. A l'état pathologique, il n'en est plus de même. En raison de la faiblesse de l'appareil gastro-intestinal, les différents actes de la digestion, notamment ceux d'ordre mécanique, déterminent dans certains cas des réactions extrèmement vives, et d'autant plus vives que le tonus est plus faible. L'éréthisme produit par l'arrivée des aliments dans la cavité gastrique suscite des spasmes qui peuvent s'étendre à la totalité de l'appareil gastro-intestinal ; l'intensité des phénomènes circulatoires, nerveux et sécrétoires retentit au loin et provoque l'apparition de troubles fonctionnels variés ; la tension abdominale s'élève rapidement. Mais la durée de cet éréthisme est d'autant plus fugace qu'il est plus prononcé ; la tension abdominale baisse aussi brusquement qu'elle s'était accrue ; les spasmes se résolvent, les réactions de toute nature s'éteignent ; avec l'épuisement, d'autant plus accusé que l'effort avait été plus violent, apparaissent des symptômes de nature spéciale, vertiges, lassitude, anéantissement, défaillances, besoins de prendre, etc. C'est donc à la brusquerie des variations de la tension abdominale, au passage rapide d'une tension élevée à une tension faible qu'il faut attribuer tous les symptômes que nous avions mis autrefois sur le compte de l'hypotension abdominale. En réalité, c'est bien chez les malades à tension abdominale habituellement faible qu'on les observe, mais l'hypotension ne constitue qu'un terrain nécessaire. Uniformisons le travail de la digestion, supprimons par un régime approprié les spasmes et les réactions extrêmes, et nous ferons du même coup disparaître les malaises, sans cependant avoir modifié beaucoup l'état habituel de la tension abdominale.

Nous avons vu précédemment que c'était aux variations du tonus digestif et par conséquent de la tension abdominale qu'il fallait attribuer l'apparition et la cessation du phénomène physiologique de la faim. C'est également dans les troubles du tonus gastro-intestinal qu'il faut chercher l'interprétation de toutes les anomalies de l'appétit, si communes chez les dyspeptiques. Nous avons parlé incidemment à plusieurs reprises, de la fringale, de cet impérieux besoin de prendre, de « cette faim cruelle », comme nous disait un malade, qui survient brutalement et se calme immédiatement par l'ingestion d'une gorgée de liquide ou d'une minime quantité d'aliments. Une brusque dépression de la tension abdominale fait naître ces pénibles sensations ; le réveil de la tonicité digestive produit par le contact de l'aliment les fait aussitôt disparaître. Il est d'autres malades dont la faim moins aiguë, pour ainsi dire, mais tout aussi impérieuse, ne peut jamais être satisfaite. Ils en arrivent à ingurgiter des quantités prodigieuses d'aliments, et cela sans interruption ; certains avouent que, honteux de leur voracité, ils se cachent pour manger. Ces faims insatiables surviennent par périodes et se prolongent pendant un laps de temps variable de quelques jours à quelques semaines, après lequel l'anorexie est absolue. Une malade, que nous avons observée, dont l'appétit est habituellement nul et qui doit se contraindre pour manger, est prise régulièrement, la veille de ses règles, d'un appétit formidable ; elle a la sensation d'un vide immense qu'il faut combler ; elle mange tout ce qui lui tombe sous la main, sans arrêt, sans répit. Chez une autre catégorie de malades, qui présentent également cette particularité de n'être jamais rassasiés, le besoin de remplir la cavité digestive est moins impérieux ; ils avouent n'être jamais satisfaits, mais ils savent résister à leur faim et sont assez sages pour ne pas poursuivre la réalisation d'un désir impossible à contenter.

On voit par ces exemples que la disparition de la sensation de la faim n'est pas seulement le fait de la réplétion de la cavité gastrique par une masse alimentaire plus ou moins volumineuse, mais bien le résultat d'une action spéciale de l'aliment sur la tonicité digestive. Si certains malades éprouvent un besoin continuel de manger, c'est qu'ils ont un tonus digestif faible et comme engourdi que le contact de l'aliment est impuissant à réveiller ; et que les réactions digestives de toute nature sont trop peu accentuées pour relever la tension abdominale à un niveau satisfaisant.

Nous pouvons mettre en opposition avec ces malades ceux qui, doués d'un appétit normal ou exagéré, voient leur faim satisfaite dès les premières bouchées qu'ils absorbent. Nous avons à faire ici à des tubes digestifs également faibles, mais plus irritables ; l'absorption d'une minime quantité d'aliments suffit pour provoquer un ballonnement considérable ; la brusquerie des réactions aboutit à la sensation de plénitude et à l'impossibilité de continuer le repas.

La variété d'anorexie que l'on a qualifié d'anorexie nerveuse, est passible d'une interprétation de même ordre ; elle correspond

à un état d'atonie ou d'engourdissement profond des voies digestives ; la faim est, en dernière analyse, un phénomène d'activité
qui ne peut prendre naissance que dans un tube digestif dont la
tonicité n'est pas tombée au-dessous d'un certain minimum.
Lorsque, chez les dyspeptiques insatiables dont nous parlions
tout à l'heure, on voit l'anorexie absolue succéder à une période
de faim exagérée, c'est qu'un état plus profond d'atonie s'est
produit, sous l'influence de la masse énorme d'aliments ingérés
et de l'excès de travail imposé à un tube digestif naturellement
faible.

Nous n'ignorons pas que toutes ces anomalies de l'appétit sont
généralement mises sur le compte de l'hystérie ou de la névropathie. Quelle que soit la part qui revienne dans ces phénomènes
à l'élément nerveux que nous sommes loin de méconnaître, il n'en
est pas moins hors de doute qu'ils correspondent à des états
objectifs de la tonicité digestive et de la tension abdominale.
C'est sous cette face qu'il faut envisager tous ces faits curieux, si
on veut leur trouver un intérêt théorique et pratique réel, si l'on
est décidé à ne pas se laisser griser par la piperie des mots.

CHAPITRE V

LA SONORITÉ ABDOMINALE

I. Particularités que présente l'étude de la sonorité abdominale. — II. Conditions physiques et organiques des bruits de percussion du ventre. Les modifications de la sonorité abdominale traduisent des modifications parallèles du tonus gastro-intestinal. — III. Etude clinique : *a)* La sonorité des ventres dont la tension est satisfaisante (ventres rénitents, ventres élastiques), est de tonalité et d'intensité moyennes. — Dans les gros ventres à la phase de compensation, elle est de tonalité élevée et d'intensité faible. — *b)* La sonorité des ventres dont la tension est faible (ventres flaccides, ventres pâteux), est généralement basse ou grave et tympanique. — *c)* Les ventres dont la tension est nulle (ventres vides, vendres rétractés) sont sans sonorité.

I

La percussion de l'abdomen chez les dyspeptiques semble donner des résultats si incertains et si contradictoires, que l'on hésite à lui accorder quelque confiance. On l'a même considérée comme un procédé d'examen stérile et incapable de fournir des renseignements susceptibles d'éclairer le clinicien (1). Nous nous inscrivons en faux contre cette manière de voir. En principe, tout phénomène physique a sa signification ; la signification d'un ventre sonore ne doit pas être celle d'un ventre sourd ; la signification d'un ventre de tonalité aiguë, celle d'un ventre de tonalité basse. Sur ce point, il ne saurait y avoir de doute pour per-

(1) Il est bien entendu que nous étudions la percussion de l'abdomen en tant que moyen d'information propre à nous éclairer sur la fonction digestive. Les tumeurs, ascites, etc. ne rentrent pas dans notre sujet.

sonne. Où les divergences de vue peuvent seules se manifester, c'est sur l'interprétation à donner à tel ou tel de ces phénomènes. L'étude des sonorités de percussion de l'abdomen n'est pas, en effet, sans présenter quelque difficulté.

On comprend bien que les résultats fournis par la percussion thoracique soient relativement précis, de nature à frapper l'observateur et à lui fournir une conviction facile. A l'état physiologique, le son pulmonaire, si caractéristique, ne subit pas de variations. Les modifications d'amplitude de la cage thoracique, les différences de pression intra-pulmonaire, les degrés variables de la tension et de l'élasticité du parenchyme, tous phénomènes qui se produisent dans la succession alternative des mouvements d'inspiration et d'expiration, n'ont aucune influence sur les qualités acoustiques du son obtenu par la percussion ; tout au moins, les changements de tonalité et d'intensité que certains auteurs ont signalés dans l'inspiration et l'expiration forcées sont si légères et si difficiles à percevoir que l'on peut, en pratique, les négliger complètement. Il ne reste donc qu'à faire la part de l'épaisseur des parois thoraciques, considérée soit chez des individus d'âge ou de vigueur différents, soit chez le même individu, suivant le point de la poitrine qui est le siège de la percussion. On comprend qu'il n'y ait pas là de difficulté réelle et capable d'arrêter bien longtemps un observateur tant soit peu attentif.

Lorsque des altérations pathologiques se produisent soit dans l'épaisseur ou la cavité de la plèvre, soit dans le parenchyme pulmonaire lui-même, les modifications du son pectoral se révèlent, dans la grande majorité des cas, si caractéristiques, nous pourrions dire si grossières, que le débutant lui-même en saisit rapidement et les caractères physiques et la signification séméiologique.

Du côté de l'abdomen, les phénomènes sont beaucoup plus complexes. Sans parler de la paroi abdominale que nous pouvons trouver ou excessivement mince ou d'une épaisseur considérable, nous avons en outre à considérer une cavité tantôt fermée, tantôt en communication et plus ou moins largement avec l'air extérieur, cavité composée de segments de longueur et de volume variables, chaque segment étant lui-même capable de se dilater ou de se resserrer, indépendamment des segments voisins. De plus, les gaz qui remplissent cette cavité sont sous tension, et cette tension est tantôt forte, tantôt faible, tantôt nulle. Parallèlement à cet état de tension des gaz, nous avons à considérer les parois de la cavité digestive elles-mêmes, parois actives, musculo-élastiques, dont le rôle est de régler la tension des gaz, et qui sont elles-mêmes tendues ou relâchées, c'est-à-dire en état de tonicité ou de parésie, voire même de spasme, et par conséquent, susceptibles de vibrer d'une façon différente suivant l'état fonctionnel dans lequel elles se trouvent. Nous pourrions ajouter que le contenu solide et liquide de la cavité digestive, variable aux divers moments de la journée, et la présence des viscères en ectopie peuvent, dans une certaine mesure, obscurcir les résultats de la percussion : mais ce sont là de ces obstacles théoriques, si fréquents dans la pratique médicale, dont tout le monde parle, que tout le monde redoute, et que personne n'a jamais rencontrés sur son chemin. Il est bon cependant d'avoir toutes ces notions présentes à l'esprit, afin de pouvoir les utiliser au besoin.

Il est manifeste que si nous voulions, dans une étude de physiologie clinique, tenir compte de ces divers éléments, nous nous perdrions dans la multitude des détails. Nous devons donc schématiser, élaguer, pour ne retenir que les principales, toutes les conditions d'ordre secondaire.

La cavité digestive peut être considérée, en raison du tassement des anses gastro-intestinales les unes contre les autres, comme une sorte de cavité cloisonnée dont toutes les sonorités partielles se confondent dans une sonorité uniforme et générale. Nous pouvons même, théoriquement, faire abstraction du cloisonnement et des divers renflements de l'appareil gastro-intestinal. Nous verrons en effet plus loin que la présence sur le trajet du tube digestif de segments de calibre variable n'implique pas nécessairement l'existence de zones d'un sonorité particulière, distincte de la sonorité abdominale générale, et que si l'on peut le plus souvent différencier, par la percussion, ces divers renflements, les circonstances et les conditions qui rendent cette différenciation possible peuvent être déterminées d'une façon assez rigoureuse.

Enfin, nous allons montrer, dans le paragraphe suivant, que le seul élément dont l'influence soit réellement décisive sur la genèse et la variabilité des sonorités de percussion abdominale, est la tonicité des tuniques digestives, et par conséquent le degré de tension, de dilatation ou de condensation des gaz contenus dans la cavité gastro-intestinale.

II

Lorsqu'on percute l'abdomen, on détermine la production d'un son ; ce son est le résultat direct des vibrations de la paroi abdominale et des parties sous-jacentes, tuniques digestives et gaz de la cavité gastro-intestinale. Cette dernière joue en outre le rôle d'une caisse de résonnance dont l'effet est de renforcer le bruit de percussion et d'en modifier les propriétés acoustiques. Les qualités acoustiques du son obtenu par la percussion varient avec les qualités des vibrations qui lui donnent naissance. Ces vibrations sont de rapidité et d'amplitude variables ; c'est leur rapidité qui règle la hauteur ou tonalité du son ; de leur amplitude dépend l'intensité du son. Plus les vibrations, considérées dans l'unité de temps, sont nombreuses, plus la tonalité est élevée ; plus elles sont rares, plus la tonalité est basse. Plus les vibra-

tions présentent d'amplitude, plus l'intensité du son est grande ;
plus leur amplitude décroît, plus le son est faible.

Nous laisserons de côté la question du timbre, qui, au point
de vue qui nous occupe, n'a qu'une importance accessoire, et nous
n'insisterons pas davantage sur ces notions de physique élémentaire que les travaux de Woillez ont rendues classiques.

L'observation montre que le problème de la percussion thoracique roule presque tout entier sur l'un des éléments constitutifs
du son : l'intensité. A l'état normal, comme à l'état pathologique,
la qualité dominante et essentiellement mobile du son pulmonaire
est en effet l'intensité ; ce sont les variations de cet élément qui
préoccupent le plus le clinicien ; c'est à les rechercher minutieusement qu'il met toute son application, car elles traduisent fidèlement les modifications les plus légères qui se produisent dans
l'état de la plèvre, du parenchyme pulmonaire, et même des autres
organes de la cage pectorale. L'intensité du son pulmonaire présente les degrés les plus variés : depuis le tympanisme jusqu'à la
matité absolue, en passant par toutes les nuances intermédiaires
qu'une oreille exercée peut nettement différencier.

L'intensité est donc la qualité fondamentale du son pulmonaire,
le rôle de la tonalité, en clinique, est secondaire. A la vérité, lorsque le son devient mat, sa hauteur s'élève, de même qu'elle baisse
quand le son devient tympanique ; mais ces modifications perdent
de leur intérêt et de leur importance pratique, en présence de
ce gros phénomène physique : la diminution ou l'exagération de
la sonorité.

Il n'en est pas de même pour la cavité abdominale, où la question de tonalité, si elle ne prime pas la question d'intensité, doit
au moins marcher de pair avec elle. Le ventre peut être plus ou
moins sonore : le tympanisme et la matité constituent les degrés
extrêmes de l'échelle de la force du son. Mais la hauteur des bruits
de percussion présente également des différenciations très caractéristiques et varie à l'infini. Depuis la tonalité aiguë jusqu'à la

tonalité caverneuse, on peut observer tous les degrés intermédiaires ; les termes conventionnels de tonalité élevée, tonalité moyenne, tonalité basse, tonalité grave, que nous adoptons dans cette étude, en caractérisent les nuances les plus accessibles à l'oreille et les plus nettement différenciées. C'est cette variabilité de la hauteur du son qui fait la valeur clinique de la percussion du ventre, et qui rend l'étude de ce procédé d'examen à la fois intéressante et difficile.

Quelles sont les conditions physiques et organiques qui font varier les qualités acoustiques des bruits de percussion ? Pour le poumon, largement en communication avec l'air extérieur, tout semble se réduire à une seule question : celle de la quantité d'air dans laquelle se propagent et se renforcent les vibrations. Que dans une pneumonie ou une pleurésie le côté sain soit le siège d'une respiration supplémentaire et contienne, par conséquent, une proportion d'air plus considérable qu'à l'état normal, nous aurons à la fois une augmentation de l'intensité du son et une tonalité plus grave. Il en sera de même dans l'emphysème, lorsque le parenchyme est détruit et que la masse d'air augmente. Qu'au contraire, des exsudats ou des granulations viennent rétrécir les cavités alvéolaires, nous aurons une moindre intensité du son et une tonalité plus élevée. Évidemment d'autres conditions peuvent intervenir, tassement plus ou moins prononcé ou congestion des tissus, etc., qui viennent modifier également les qualités du son ; mais ce sont là des conditions secondaires qui n'infirment en rien le principe que nous avons énoncé plus haut : beaucoup d'air, son intense et bas ; peu d'air, son faible ou même mat, et élevé. Tous ces faits ont été admirablement mis en lumière par Woillez, dans son Traité de percussion et d'auscultation.

Pour l'abdomen, les conditions sont bien différentes, et c'est une erreur de croire que l'on peut, comme le laisse supposer Woillez, appliquer à la percussion du ventre les théories de la percussion thoracique. Au point de vue physiologique, comme au point de vue clinique, la percussion abdominale est donc une question absolument neuve.

La quantité d'air ou de gaz contenue dans la cavité digestive, considérée chez un même individu, reste à peu de chose près toujours la même. Nous savons que ceci est en contradiction avec tout ce que l'on enseigne et ce que l'on croit habituellement. L'opinion générale, en effet, est que la quantité de gaz contenue dans le ventre varie dans des proportions énormes. On ne saurait trop s'élever contre cette manière de voir, car elle est en opposition avec tout ce que la clinique nous révèle, et peut être le point de départ des théories les plus erronées. Lorsque je vois un ventre se distendre outre mesure, après l'ingestion de quelques cuillerées de potage, je ne puis me faire à l'idée que ce phénomène est dû au dégagement soudain d'une quantité prodigieuse de gaz. Nous avons montré que le ballonnement est dû à l'intensité des réactions digestives de toute nature (musculaires, circulatoires, sécrétoires), lesquelles déterminent l'élévation de la température intra-abdominale, et la dilatation des gaz qui préexistent dans la cavité du ventre et dont les tuniques gastro-intestinales, en état d'épuisement, sont impuissantes à prévenir l'expansion. Tout le monde sait que la force d'expansion des gaz est considérable, qu'elle est, pour ainsi dire, sans limites.

Lorsque je vois un ventre ballonné diminuer rapidement de volume sous l'influence du repos horizontal, par exemple, je ne puis associer à ce fait l'idée de la brusque disparition d'une notable quantité de gaz. L'interprétation véritable de ce fait banal est des plus simples. Sous l'influence du repos, les réactions digestives excessives dont la cavité gastro-intestinale est le siège, se modèrent peu à peu et finissent par s'éteindre; la tonicité digestive se ressaisit; les gaz se condensent; parallèlement à ces divers phénomènes, le ventre s'affaisse.

Nous devrons donc tenir compte, dans l'interprétation des phénomènes de percussion de l'abdomen, non de la quantité de gaz contenue dans le tube digestif, mais bien du degré de condensation ou de dilatation de ces gaz; l'influence directe de l'état moléculaire des gaz sur les qualités acoustiques des sons de percussion est facile à établir, cliniquement tout au moins. Nous avons en outre à considérer le rôle du degré de tension auquel les gaz sont soumis dans l'intérieur de la cavité digestive, tout en faisant la part qui revient aux variations de volume que la dilatation et la condensation des gaz font subir à la masse vibrante. Tous ces éléments, d'ailleurs, changement de l'état moléculaire des gaz, variabilité de volume et de tension de la cavité résonnante, ont avec l'état de la tonicité digestive les connexions les plus étroites; et ce qui constitue l'intérêt et l'utilité de la percussion abdominale, c'est précisément ce fait que les modifications de la sonorité du ventre, quelle qu'en soit la cause immédiate, reconnaissent pour cause médiate et générale des modifications parallèles du tonus gastro-intestinal et nous fournissent, par conséquent, des renseignements précieux sur la vitalité du tube digestif.

III

Trois sortes de cas bien différents peuvent se présenter :

a) Ceux où la tonicité digestive et, par conséquent, la tension abdominale sont encore satisfaisantes (ventres rénitents, ventres élastiques).

b) Ceux où la tonicité digestive et, par conséquent, la tension abdominale sont faibles (ventres flaccides, ventres pâteux).

c) Ceux où la tonicité digestive et, par conséquent, la tension abdominale sont nulles (ventres vides, ventres rétractés).

a) L'état de tension des corps qui sont le siège de vibrations exerce une action spéciale sur les qualités du son produit par ces vibrations. Cette action porte à la fois sur la tonalité et sur l'intensité. Une membrane ou une corde à boyau fortement tendue donne un son d'une tonalité élevée ou aiguë, et d'autant plus aiguë que la tension est plus grande. Cette loi de la vibration transversale des cordes, applicable à la paroi abdominale et aux tuniques digestives, l'est également aux masses gazeuses sous-jacentes. En effet, c'est en vertu de leur élasticité que les corps solides entrent en vibrations à la suite d'un frottement ou d'un choc; nous venons de voir que lorsque leur force d'élasticité est accrue par la tension, le son devient plus aigu; il en sera de même pour les gaz. Lorsque sous l'influence de la pression leur force élastique s'accroît, les vibrations de la masse gazeuse doivent devenir plus rapides; et leur nombre, dans l'unité de temps, est d'autant plus grand que la pression capable d'augmenter la puissance élastique des gaz est plus considérable. Une masse gazeuse sous tension forte donnera donc un son d'une tonalité plus élevée qu'une masse gazeuse sous tension faible.

Quant à l'intensité des sons de percussion, elle est d'autant moindre que la tension est plus considérable. Woillez a remarqué que le poumon sain extrait de la poitrine et percuté avec le plessimètre donne une sonorité exagérée par rapport à la sonorité du poumon sain avant son extraction du thorax. Or, la seule condition qui puisse dans les deux cas donner une différence dans l'intensité du son est l'absence dans le premier cas de la tension normale du parenchyme. Il ne saurait en effet être question de la quantité d'air différente contenue dans les deux organes, puisque dans le poumon extrait du thorax elle est moindre, et que c'est là précisément une condition qui favorise la diminution d'amplitude des vibrations et par suite fait baisser l'intensité du son. De plus, Vogel a signalé ce fait que chez les jeunes enfants, les efforts, les quintes de toux qui augmentent la tension de l'air dans la poitrine et la tension du poumon lui-même, font passer la sonorité pulmonaire du son clair à la matité. Nous avons remarqué maintes fois nous-mêmes que la toux qui augmente la tension abdominale fait parallèlement baisser l'intensité des sons de percussion du ventre.

Il résulte de ces données théoriques et expérimentales que la caractéristique d'un ventre de tension satisfaisante, au point de vue de la percussion, est une sonorité de tonalité et d'intensité moyennes. On accordera à ces considérations théoriques la valeur que l'on voudra ; nous en ferions bon marché nous-même si la clinique ne venait les justifier. Longtemps avant d'avoir cherché à expliquer par les lois physiques ou les données de l'expérimentation les phénomènes de la percussion abdominale, longtemps même avant d'en avoir compris la signification, nous avions remarqué que les ventres des sujets dont la tension abdominale est satisfaisante (ventres rénitents ou simplement élastiques), étaient peu sonores, qu'ils n'étaient jamais ni mats, ni tympaniques, et que leur sonorité se maintenait dans les limites d'une tonalité moyenne évoluant soit vers la tonalité élevée, soit vers la tonalité basse, jamais vers la tonalité aiguë ou grave.

La sonorité des ventres de tension satisfaisante, avec les caractères que nous venons de lui assigner, est parfois répartie d'une façon assez uniforme sur toute la surface abdominale. Il est même, dans ces cas, difficile de délimiter l'estomac par la percussion, surtout après les repas, et de différencier sa sonorité de celle du reste du ventre. Si donc, théoriquement, il semble que l'estomac, en raison de son volume, doive présenter à la percussion des caractères particuliers qui permettent de le distinguer facilement du reste de la masse digestive, il n'en est pas toujours ainsi en réalité. L'uniformité de la sonorité abdominale est cependant loin d'être la règle ; le ventre présente généralement des zones de sonorité variables au point de vue de la tonalité et de l'intensité du son. C'est ainsi que les régions stomacale et hypogastrique droite sont plus sonores que les autres régions de l'abdomen, et de tonalité généralement plus basse. La distinction de zones n'est pas du reste spéciale aux ventres de tension satisfaisante ; c'est même dans les ventres de tension faible qu'elles sont le plus nombreuses et le plus nettement différenciées. Nous verrons plus loin quelle signification il faut attacher à ce fait.

Dans les ventres rénitents ou élastiques, les variations de volume de la cavité vibrante sont peu considérables. Il serait facile de se rendre compte, théoriquement, des modifications que doit subir le son de percussion lorsque, par exemple, après le repas, la tension abdominale augmente en même temps que la dilatation des gaz élargit la cavité digestive, ou lorsque, pendant la phase de repos digestif, la cavité digestive s'affaisse en même temps que les gaz se condensent et que la tension abdominale diminue. Mais tout cela a peu d'importance dans la pratique.

Lorsque le tube digestif subit, chez les individus vigoureux, la dilatation avec hypertrophie compensatrice, la sonorité de l'abdomen prend des caractères qu'il est aisé de prévoir. Nous savons que dans le ventre des Forts, à la période de compensation vraie, la tension abdominale, malgré les apparences, est plus faible qu'à l'état physiologique, en raison de l'atonie digestive commençante, et que si la main perçoit à la palpation une sensation de rénitence exagérée, c'est parce que la paroi abdominale vigoureuse et résistante exerce sur les gaz une pression énergique que ceux-ci lui restituent intégralement. Dans de telles conditions la tonalité du son de percussion s'élève en même temps que son intensité devient de plus en plus faible. Le ventre donne un son élevé, bref, qui confine à la matité, mais qui diffère de la matité véritable, telle que nous la trouverons dans les ventres pâteux ou vides, par la sensation de moindre résistance qu'elle donne au doigt qui percute. Une masse gazeuse, quelque élevée que soit sa tension, conserve toujours un degré d'élasticité considérable. Cette sensation particulière, qui intéresse à la fois le doigt et l'oreille, n'est pas sans analogie avec ce que Woillez appelle l'obtusion, mais n'est pas cependant l'obtusion décrite par cet auteur, et dont nous devons dire un mot.

Skoda, voulant étudier expérimentalement l'influence du degré de tension des membranes limitant des cavités qui contiennent de l'air, sur les qualités du son, insufflait progressivement de l'air dans l'estomac. Il reconnut que la tonalité, d'abord claire et tympanique, devenait de plus en plus sourde à mesure que l'organe se distendait ; il en tira cette conclusion que l'obscurité du son était due à la tension de plus en plus prononcée des parois de l'estomac. Woillez attribue, avec raison, croyons-nous, la diminution de l'intensité du son à la quantité d'air de plus en plus considérable qui distend l'estomac, et à ce fait que la tonalité devenant de plus en plus basse est à un moment donné trop basse pour être perçue : c'est ce qu'il appelle l'obtusion par excès de gravité.

Mais cette expérience, capable de jeter quelque clarté sur les phénomènes de la percussion thoracique, et d'expliquer, par exemple, la matité des pneumothorax intenses, est sans valeur au point de vue de la théorie des bruits de percussion abdominale. Dans aucune des conditions soit de l'état normal, soit de l'état pathologique, le tube digestif ne contient une quantité d'air ou de gaz considérable ; et ce desideratum fût-il rempli, que nous aurions à tenir compte d'un élément particulier qui n'existe pas dans le cas expérimental, la tension de ces gaz sous une paroi en état de tonicité. L'estomac cadavérique est une poche inerte qui se laisse distendre passivement par l'air que l'on insuffle dans sa cavité et qui ne saurait être assimilée à l'estomac vivant. Dans les cas que nous avons envisagés (tonicité digestive satisfaisante et paroi abdominale puissante), les gaz sont dilatés et sous tension ; la tonalité des sons de percussion est élevée et non basse ; et si l'abaissement de l'intensité donne naissance à l'obtusion, c'est une obtusion non pas par excès de gravité, mais bien par excès d'acuité du son.

Nous venons de terminer l'étude de la sonorité dans les ventres rénitents et élastiques. Nous allons envisager la sonorité successivement dans les ventres dont la tension est faible (ventres flaccides, ventre pâteux), et dans ceux où la tension est nulle ou presque nulle (ventres rétractés, ventres vides).

b) Les considérations qui précèdent nous permettent de comprendre que, d'une façon générale, dans les cas où la tension de la masse gazeuse reste faible, la tonalité du son de percussion sera basse et son intensité considérable. C'est ce que l'observation montre du reste avec la dernière évidence. En principe, tous les ventres de tension modérée, ceux auxquels nous avons donné le nom de ventres flaccides, et que caractérisent l'absence complète de rénitence et un effacement plus ou moins notable de l'élasticité, ont beaucoup de sonorité, beaucoup plus que les ventres rénitents et élastiques, et cette sonorité, de tonalité généralement basse, est de plus en plus basse si l'on considère des ventres de tension de plus en plus faible.

Mais, dans les ventres flaccides, un élément autre que la tension faible intervient qui modifie les qualités du son de percussion et ne nous permet pas de nous en tenir à des considérations aussi simples et aussi générales. Cet élément est la variabilité de volume de la cavité digestive, si fréquente et si accentuée dans les ventres faibles, comme nous l'avons vu précédemment. Alors que la caractéristique des ventres bien tendus est une tonalité et une intensité de son moyennes et constantes, celle des ventres de tension faible est une intensité de son exagérée ou diminuée, et une tonalité basse ou élevée, suivant que la cavité digestive sera distendue par le ballonnement ou affaissée sur elle-même.

En effet, le volume de la masse vibrante exerce une influence sur la tonalité et sur l'intensité du son de percussion. Plus il est petit, moins le son de percussion est intense ; on sait que les régions du thorax qui sonnent le moins, toutes conditions égales d'ailleurs, sont les sommets, et les bords du sternum, lesquels offrent une épaisseur de tissu pulmonaire moins considérable que la base où la sonorité a son maximum d'intensité.

Si l'on résèque des portions plus ou moins volumineuses de poumon aéré et qu'on les percute avec le plessimètre, le son est d'autant plus faible que les parties soumises à la percussion sont plus petites (Eichorst).

Pour ce qui concerne la tonalité, tout le monde sait qu'une cavité vibrante de petite dimension donne un son d'une tonalité plus élevée que celui d'une cavité de volume supérieur, et que la tonalité du son de cette dernière est d'autant plus basse que son volume est plus considérable. Eichorst cite ce fait que la percussion d'un fragment de tissu pulmonaire donne un son plus aigu que celle du poumon tout entier.

Cliniquement, lorsqu'un ventre de tension faible se ballonne, la tonalité devient plus basse, et l'intensité du son plus grande : dans les cas extrêmes nous avons la tonalité grave et le tympanisme. Cette sonorité peut alors se répartir d'une façon uniforme sur toute la surface abdominale ; il n'est même plus possible de différencier l'estomac du reste de la cavité digestive. Les parois gastro-intestinales en état d'atonie complète ou de paralysie ne comptent plus ; la cavité digestive ne forme qu'une seule et vaste cavité dont la paroi abdominale constitue l'unique paroi et dont la sonorité ne peut que présenter les mêmes caractères sur toute son étendue.

Nous avons parlé plus haut du tympanisme. A ce propos nous ferons remarquer que, parmi tous les termes conventionnels et plus ou moins précis dont nous devons nous servir dans cette étude sur la sonorité abdominale, le terme de tympanisme est celui dont la valeur est la moins absolue. Un son tympanique est un son d'une grande intensité. On comprend alors que tel son que l'on peut qualifier de tympanique, lorsque la percussion le met en évidence au niveau de la poitrine, parce qu'il est l'exagération du son pulmonaire normal, peut ne plus mériter sa dénomination si on le constate en percutant l'abdomen, parce qu'il représente ici le vrai son physiologique. Un son tympanique est donc simplement un son d'une grande intensité, par rapport à d'autres sons plus faibles. On peut distinguer un tympanisme grave et un tympanisme aigu suivant que la tonalité du son exagéré est elle-même aiguë ou grave; mais c'est le tympanisme grave qui est le plus fréquent en clinique ; c'est lui, du reste, dont l'oreille saisit le mieux les caractères et que l'on différencie le plus aisément du son simplement grave.

Lorsque la cavité digestive de tension faible, loin d'être ballonnée, est au contraire affaissée sur elle-même et par conséquent de volume déjà réduit, le son de percussion prend les caractères que nous savons appartenir aux cavités de petite dimension ; sa tonalité est moins basse, son intensité plus faible et moins ample avec diminution de l'élasticité sous le doigt ; nous sommes presque sur la voie de la submatité.

Il est enfin un dernier élément dont nous devons tenir compte : le spasme fonctionnel si fréquent dans les tubes digestifs faibles, comme nous le verrons plus loin. Le spasme fonctionnel, durable ou passager, ou même fugitif, provoque, au niveau des segments qui en deviennent le siège, la formation d'ampoules de petites dimensions, plus ou moins closes, dans lesquelles nous trouvons réunies les deux conditions qui favorisent l'élévation du son : un degré de tension notable et un volume réduit; c'est au niveau des segments en état de spasme que l'on constate la tonalité aiguë.

Les ventres de tension faible, à part les cas de ballonnement excessif ou bien certains cas d'atonie digestive aiguë dans lesquels la paralysie du tonus gastro-intestinal semble être absolue, ne donnent pas à la percussion une sonorité uniforme. Ce sont même ces ventres qui présentent parfois à un haut degré les zones de sonorité nettement différenciées : ici la tonalité basse, là la tonalité élevée ou aiguë ; en tel point de la submatité, en tel autre du tympanisme. Cette sonorité en damier reconnaît pour cause une variabilité extrême du degré de tonicité des différents segments du tube digestif, et par suite une tension extrêmement variable suivant les segments.

Un autre caractère des ventres de tension faible est la variabilité de sonorité que peut présenter d'un moment à l'autre une même région de l'abdomen. La raison de ce phénomène est encore la fragilité et la mobilité excessives de la tonicité digestive. C'est ainsi que l'on peut voir la tonalité basse disparaître et faire place à la tonalité élevée : le segment en état d'atonie s'est ressaisi et sa tension est devenue meilleure. D'autres fois la tonalité aiguë s'efface brusquement, et le doigt ne percute plus qu'une zône de tonalité basse : le segment en état de spasme est entré en résolution. La palpation du colon nous permettra de saisir d'une façon plus réelle encore cette mobilité du tonus digestif. Ce ne sont pas là des phénomènes de pure curiosité ; pour comprendre le mode de fonctionnement du tube digestif de certains malades, il importe de connaître cette irritabilité des tubes digestifs faibles, irritabilité qui provoque des variations notables de la tonicité.

c) Lorsque le ventre est rétracté ou vide, toute trace de sonorité a disparu. L'activité digestive est ici réduite à son minimum : les gaz, à l'état d'inertie, stagnent dans les replis des anses intestinales affaissées et tassées les unes contre les autres. En raison de la prédominance des tissus solides sur les gaz, tout le ventre donne à la percussion un son très élevé et même mat, la matité représentant le degré le plus extrême de l'acuité des sons. Seul dans certains cas, l'estomac, que la palpation révèle comme une poche inerte, offre une sonorité plus ou moins étendue de tonalité basse ou grave qui parfois, sous l'influence de spasmes passagers, sortes de derniers soubresauts d'une tonicité défaillante, est remplacée momentanément par une tonalité aiguë. Nous pouvons également, au milieu de la matité générale du ventre, trouver de petites zones sonores irrégulièrement disséminées qui viennent aussi témoigner que la vie ne s'est pas encore complètement retirée de la masse intestinale engourdie.

Cette absence absolue de sonorité du ventre, avec matité et élasticité nulle, est un fait de la plus haute importance ; elle caractérise une étape ou une phase de la dyspepsie, qu'il importe à tout prix de connaître ; elle constitue à elle seule une indication précieuse pour l'hygiène et l'alimentation du malade. Dans les cas où l'épaisseur de la paroi abdominale ou d'autres conditions de même ordre viennent obscurcir les résultats de la palpation et ne permettent pas d'apprécier d'une façon satisfaisante l'état de la tension abdominale, la matité généralisée ou partielle du ventre suffit pour nous convaincre qu'en dépit des apparences le tube digestif est dans un état d'épuisement et d'affaissement extrêmes.

Conclusions :

1º Un ventre qui donne à la percussion un son de tonalité et d'intensité moyennes est un ventre dont la tonicité digestive est encore satisfaisante.

2º Un ventre dont le son de percussion est de tonalité élevée et de faible intensité est un ventre de Fort à la phase de compensation.

3º Lorsque la fonction digestive se déroule sans phénomènes spasmodiques notables, la sonorité du ventre est uniforme ou presque uniforme.

4º La tonalité basse ou grave avec tympanisme indique un tube digestif faible, et d'autant plus faible que la tonalité est plus grave et le tympanisme plus intense.

5º La sonorité abdominale *uniforme* et grave avec tympanisme intense, est l'indice d'une atonie digestive *généralisée*, avec ou sans ballonnement.

6º La sonorité abdominale basse ou grave avec une intensité de son *diminuée*, faible, est l'indice d'un tube digestif en voie d'affaissement.

7º Un ventre qui présente des zones sonores très différenciées est un ventre dans lequel existent des spasmes fonctionnels d'une certaine intensité.

8° Le ventre qui offre une grande variabilité de la sonorité est un ventre de tonicité digestive faible et très irritable.

9° La sonorité aiguë est un indice de spasme.

10° L'absence de sonorité indique un tube digestif affaissé, sans tension.

Il va sans dire que la percussion de l'abdomen obéit aux lois de la clinique : dans quelques cas elle ne fournit que peu d'indications; dans d'autres, elle suffit à elle seule pour préciser le sens du diagnostic; dans une troisième catégorie de faits, elle vient compléter le tableau des phénomènes objectifs nécessaires pour l'interprétation du malade.

CHAPITRE VI

L'EXPLORATION DU COLON

I. A l'état normal, on ne peut pas percevoir les reliefs du colon. — II. Contractions péristaltiques de l'intestin, visibles sous la paroi abdominale ; leur signification. Boules hystériques et spasmes digestifs. La percussion du colon offre peu d'intérêt. Technique de la palpation des différents segments du colon. — III. Généralités sur la statique du colon ; sa mobilité, ses déplacements, sa fixité anormale. — IV. Le colon se révèle, à la palpation, sous des formes anatomiques très diverses. Colons mous et colons durs ; colons atones et colons en état de spasme. Relations de l'atonie et du spasme. — V. Etude de l'évolution fonctionnelle du colon. Trois périodes : 1° Période de compensation : gros colon tendu et gros colon avec stase. 2° Période d'état : colons mous. 3° Période de déchéance : colons flaccides, étalés, vides, rubanés. La sténose devient progressivement de plus en plus accentuée. La déchéance peut être accidentelle et passagère. — VI. Incidents de l'évolution : colons en état de spasme, colons tendus, colons ligneux.

I

L'étude de la tension abdominale nous a fourni des renseignements sur l'état du tube digestif considéré dans son ensemble, spécialement sur l'état de l'intestin grêle qui par sa masse considérable et sa position superficielle s'impose tout d'abord à la main qui pratique la palpation. En raison de leur tassement, de leur mobilité et du caractère gazeux et semi-liquide de leur contenu, les anses du petit intestin ne sont ni isolables, ni différenciables les unes des autres ; elles ne se révèlent à l'observateur que par les sensations diffuses et générales de la tension. Ce n'est que dans les cas d'affaissement considérable que l'organe devient directement perceptible, mais toujours d'une façon assez confuse sous la forme d'un empâtement diffus.

Pour le gros intestin il n'en est plus de même; sa fixité relative, son volume, l'épaisseur de ses parois, son contenu plutôt solide que liquide sont autant de conditions qui en rendent la recherche et la palpation faciles. Cependant la palpation du colon est restée jusqu'à ces dernières années un procédé d'examen méconnu : le gargouillement iléo-cœcal de la fièvre typhoïde, le boudin empâté de la typhlite résumaient à eux seuls les connaissances cliniques qu'il semblait nécessaire de posséder sur le gros intestin. Les recherches de Glénard n'ont pas paru modifier sensiblement cette manière de voir : ils sont bien rares les médecins qui ont cherché à contrôler la vérité de ses assertions, et parmi eux il en est encore qui persistent à ne considérer dans les formes anatomiques du colon qu'il a décrites que des faits sans intérêt et sans signification. Faut-il dire toute notre pensée? Glénard n'a pas trouvé auprès des cliniciens tout l'accueil que méritaient ses travaux. Les uns se sont bornés à le citer ou à le copier servilement; ils semblent plutôt frappés des bons résultats du traitement, de l'efficacité de la sangle que de l'importance et de la réalité des signes objectifs; les autres l'ont combattu sans le suivre sur son propre terrain, celui de la palpation de l'abdomen. En dépit des polémiques qu'elle a soulevées et du bruit qui s'est fait, à juste titre, autour d'elle, la doctrine de l'entéroptose n'a donc pas suscité de travaux critiques réellement sérieux, parce que personne n'a voulu s'astreindre à la pratique systématique de la palpation de l'abdomen, seule arme avec laquelle on puisse l'attaquer ou la défendre d'une façon logique et efficace. Comment s'expliquer autrement que des cliniciens aient pu affirmer sérieusement que, malgré toute leur bonne volonté, ils n'avaient pu constater aucun des signes décrits par Glénard et que le boudin cœcal comme la corde colique restaient pour eux un mythe? Comment comprendre que, parmi les partisans de la doctrine, personne n'ait vu qu'à côté de l'entérosténose, il existe d'autres formes anatomiques du colon tout aussi caractéristiques et tout aussi intéressantes, et qu'aucun n'ait réussi à sortir du cadre étroit que l'auteur lui-même a senti la nécessité d'élargir?

Seul, parmi les auteurs qui se sont occupés de cette question, Sigaud a su se créer, à côté de Glénard, une place originale. La pratique constante et systématique de la palpation de l'abdomen l'a conduit à des découvertes intéressantes et c'est à lui que nous devons, sans parler d'une conception plus juste et plus large de la dyspepsie, une description plus complète et plus clinique des variétés anatomiques du colon.

Le gros intestin, à son origine, occupe la fosse iliaque droite ; de là il se dirige à peu près verticalement en haut vers l'hypocondre droit où il devient plus profond. A ce niveau il décrit un coude à angle droit, court ensuite horizontalement à égale distance de l'ombilic et de l'appendice xyphoïde jusqu'à l'hypocondre gauche où il s'infléchit de nouveau pour descendre verticalement vers la fosse iliaque gauche qu'il traverse de haut en bas, et plonge enfin dans l'excavation du bassin. Le colon décrit donc un arc de cercle plus ou moins flexueux dans lequel se trouve encadrée toute la masse des circonvolutions de l'intestin grêle. Il forme, à l'état normal, les limites de la cavité abdominale inférieure qui contient l'intestin et les organes génito-urinaires, la partie supérieure de la cavité étant occupée par le foie et par l'estomac. Sa forme est assez irrégulièrement prismatique, bosselée ; son volume est très variable, suivant qu'il est ou non distendu par les gaz; sa capacité, dans tous les cas, diminue à mesure qu'on le considère sur un point plus rapproché de sa terminaison. Quelques anatomistes considèrent le gros intestin comme immobilisé en quelque sorte dans la position qu'ils lui décrivent par les replis du péritoine, surtout dans sa portion ascendante et dans sa portion descendante; d'autres lui accordent une fixité moins grande et supposent qu'il peut subir des déplacements latéraux plus ou moins prononcés. Telles sont les notions que les livres classiques nous donnent sur l'anatomie topographique du gros intestin. Nous les avons résumées rapidement, moins pour le profit que nous pouvons en tirer que pour faire ressortir combien elles sont rudimentaires et quelle idée insuffisante elles nous donnent de l'intestin tant au point de vue de sa statique qu'au point de vue de son véritable aspect fonctionnel. Les études de Glénard sur les moyens de suspension et de fixité du colon, sur les processus de déplacement de ses différents segments ont jeté une clarté nouvelle sur l'anatomie normale et pathologique du gros intestin, et cet auteur a complété et rendu plus intéressantes encore ses descriptions en décrivant les procédés applicables à la recherche du colon. La palpation de l'abdomen chez le vivant est en effet le complément indispensable de toute étude anatomique du gros intestin. Il est bien évident, par exemple, que le colon étudié par les anatomistes constitue une véritable pièce d'anatomie pathologique et que l'on ne saurait transporter les constatations de l'amphithéâtre dans le domaine de la physiologie. Mais, en outre, quel que soit le point de vue auquel on se place, anatomie normale ou anatomie pathologique, on est obligé de tenir compte des modifications profondes que l'état cadavérique imprime à cette cavité gazeuse sous tension variable qu'est le tube digestif, modifications qui se manifestent dans la forme, le volume, la tension. la mobilité des différents segments. En un mot, l'étude du colon à l'amphithéâtre ne peut nous donner qu'une idée très imparfaite de cet organe, et nous le révèle sous un aspect tout différent de celui qu'il présente à l'état fonctionnel, alors qu'organe vivant et actif, il préside, d'une façon plus ou moins parfaite, à la progression des gaz et des résidus de la digestion. Ceci nous explique que l'autopsie soit impuissante à constater certaines particularités signalées par le clinicien pendant la vie du malade, et l'on conçoit très bien que quelques auteurs n'aient pas retrouvé, sur le cadavre, la corde colique avec les caractères qui lui sont particuliers. Le colon vivant ne saurait être assimilé au colon mort.

La palpation abdominale chez le vivant est donc un procédé d'examen capable de fournir à l'anatomiste et au physiologiste des renseignements intéressants sur la constitution et le fonctionnement du gros intestin. C'est la palpation de l'abdomen, pratiquée chez les individus dont l'organisme semble réaliser les conditions physiologiques les plus satisfaisantes, et, concurremment, comme terme de comparaison, chez les dyspeptiques avérés, quelle que soit la période de leur affection, qui nous autorise à établir les conclusions que nous avons résumées dans notre chapitre deuxième et qu'on nous permettra de rappeler ici, car elles constituent une série de principes qui servent de base à l'exploration du colon :

1° Chez les sujets dont la tension abdominale est normale, aucun des segments du colon n'est accessible à la palpation.

2° S'il était possible de faire abstraction de la tension gazeuse générale, qui constitue le véritable obstacle à la palpation profonde du ventre, le gros intestin nous apparaîtrait non sous la forme d'une corde ou d'un boudin, mais sous celle d'une ampoule allongée, tendue par les gaz, offrant, en un mot, tous les caractères de la tension abdominale physiologique, la rénitence, la souplesse et l'élasticité.

3° Le fait seul de pouvoir isoler par la palpation un des segments du colon nous permet de conclure que nous sommes en présence d'un ventre de tension anormale et d'un intestin malade.

On ne saurait donc prendre en considération l'opinion de quelques médecins qui ne voient dans les signes objectifs révélés du côté de l'intestin par la palpation de l'abdomen que l'expression de l'état physiologique. Si l'argument était valable pour le vulgaire boudin colique (et nous savons qu'il ne l'est pas), le serait-il également pour le cœcum affaissé, vide de gaz et de résidus solides, ou pour le colon en état de spasme ? La vérité est que la multiplicité des formes anatomiques du gros intestin a échappé à ces observateurs, et que leurs objections, lorsqu'elles ne sont pas purement théoriques, ont été inspirées par un examen insuffisant ou mal dirigé. La question nous semble donc jugée ; on nous excusera d'avoir peut-être trop insisté.

Un mot encore, avant d'aborder l'étude de l'exploration du colon, pour prévenir tout malentendu. Les renseignements fournis par l'examen de l'intestin, pas plus que ceux que nous pouvons recueillir de l'étude de la tension abdominale ou de la palpation de l'estomac, ne suffisent pour caractériser un malade. Il s'en faut de beaucoup qu'à chacune des variétés anatomiques que nous passerons en revue correspondent des formes cliniques distinctes ou des entités morbides. Nous devons, à plus forte raison, attacher une signification plus restreinte encore à l'état de chacun des segments du colon considéré isolément. On peut trouver chez un même malade telle portion du gros intestin en état d'atonie ou d'affaissement complet, telle autre en état de spasme. Vouloir tirer de chacune de ces particularités un enseignement spécial, assigner, par exemple, à la dilatation de l'S iliaque ou à la sténose dure du transverse une signification précise, ce serait faire fausse route, ce serait s'égarer dans les spéciosités d'une analyse trop méticuleuse et sans issue, et, chose plus grave, perdre de vue l'ensemble des signes objectifs révélés par la palpation et les liens qui les rattachent les uns aux autres.

II

L'inspection du ventre permet de constater, dans quelques cas, la présence de bosselures mobiles, d'ondulations véritables qui soulèvent la paroi sur un point de sa surface, disparaissent, pour reparaître plus loin, dessinant parfois les sinuosités d'une anse digestive sur une portion plus ou moins longue de son trajet. Ces contractions tumultueuses ont, en effet, pour siège le tube digestif ; elles affectent l'estomac, l'intestin grêle, le colon, surtout dans ses portions ascendante et descendante. Sans être douloureuses, elles sont le plus généralement perçues par le malade qui accuse la sensation tantôt de « quelque chose qui se noue dans son ventre », tantôt d'une boule qui roule dans l'abdomen ; elles jouent leur rôle dans les fausses grossesses, et ont pu en imposer pour les mouvements du fœtus même à des femmes qui avaient déjà eu des enfants. Dans quelques cas, et chez des malades prédisposés, ces contractions de l'intestin, comme tant d'autres troubles fonctionnels d'origine digestive, peuvent être le point de départ de manifestations hypocondriaques, ou d'une forme spéciale de délire mélancolique.

Nous avons là l'indice d'un travail pathologique du tube digestif, car chez le sujet sain ni l'inspection ni la palpation ne permettent de constater rien de semblable et les contractions qui président à la progression du bol alimentaire ou résidual sont à la fois inconscientes et imperceptibles. Nous avons à faire dans ces cas à des tubes digestifs faibles et irritables, ou plutôt irritables à cause de leur faiblesse, subissant facilement les impressions les plus fugitives, et dans lesquels naissent des spasmes localisés qui par l'obstacle passager et rapidement vaincu, du reste, qu'ils suscitent à la péristaltique digestive, provoquent la dilatation sous forme d'ampoule des anses digestives situées en amont. Les malades chez lesquels le phénomène est très prononcé et se manifeste d'une façon presque subcontinue peuvent être considérés comme ayant un tonus gastro-intestinal très faible ; leur état général est ordinairement peu satisfaisant. Nous n'aurions pas insisté aussi longtemps sur un symptôme d'importance bien minime en apparence — quoique rien de ce qui touche au fonctionnement du tube digestif ne doive nous rester étranger, les phénomènes les moins importants ayant leur signification qu'il faut chercher — si nous ne devions en dégager quelques considérations intéressantes.

Il est des cas où les ondulations de la paroi abdominale font défaut, et où l'agitation du tube digestif se traduit seulement par des sensations internes : c'est toujours une nouure, une boule qui roule dans le ventre, parfois remonte de l'hypogastre vers le creux épigastrique et vers le cou. Ces spasmes peuvent dominer la scène au point d'attirer l'attention du malade et celle du médecin, et de leur dissimuler la concomitance de troubles digestifs qui ne font jamais défaut et sont même parfois très accusés. On considère alors ces phénomènes comme purement nerveux et on les rattache à l'hystérie, qu'ils se manifestent d'une façon isolée ou qu'ils soient précurseurs d'une crise convulsive. Boule abdominale, boule épigastrique, boule cervicale sont des stigmates auxquels on n'hésite pas à reconnaître un de ces malades dont il ne vaut même pas la peine d'écouter les doléances, tant la multiplicité, l'étrangeté et l'incohérence de leurs malaises semblent au-dessus de toute interprétation logique. Les livres classiques sont sobres de détails sur tous ces faits intéressants; la plupart localisent encore dans l'ovaire l'aura abdominale de la crise hystérique. Que l'ovaire soit parfois, chez les hystériques, le siège de phénomènes douloureux, c'est ce que nous n'aurions garde de nier; encore faut-il savoir que ces cas sont certainement moins fréquents qu'on le suppose. Que de fois on a dû prendre une douleur cœcale pour une douleur ovarique! Glénard a déjà signalé ce fait, et nous même nous nous rappelons très bien une jeune fille de 15 ans, obèse et nerveuse, dont la symptomatologie était très chargée au point de vue digestif, et chez laquelle le point ovarique avait été formellement signalé par plusieurs observateurs; or, ce point ovarique correspondait à un cœcum volumineux, empâté et excessivement douloureux. Il est absolument certain que toutes ces sensations de boule, de constriction, de serrement ne sont autre chose que des spasmes conscients des différents segments du tractus digestif, intestin, estomac, œsophage. Il est très vraisemblable que ces contractions peuvent gagner les muscles des voies aériennes supérieures; mais la sensation d'étouffement localisé à la région cervicale n'impli-

que peut-être pas nécessairement l'existence de spasmes laryn-
giens, car on observe cette même sensation nettement circonscrite,
comme le spasme lui-même, à l'estomac et à l'extrémité inférieure
de l'œsophage. Ces spasmes n'offrent du reste rien de spécial dans
l'hystérie; ils se présentent avec les mêmes caractères et sont
extrêmement fréquents chez les simples dyspeptiques. Qu'ils soient
ordinairement l'apanage des gens nerveux, des femmes en particulier, rien n'est plus certain, mais on les observe également chez
des malades n'offrant point de traces d'un nervosisme véritable et
certainement aucun stigmate d'hystérie.

Du reste, la fréquence de ces spasmes dans l'hystérie, surtout
comme phénomènes prémonitoires de la crise, n'indique qu'une
chose, à savoir que la névrose a des relations intimes avec les
troubles de l'appareil digestif, et que la crise n'est peut-être elle-
même qu'un épisode de nature digestive, évoluant sur un terrain
prédisposé; les spasmes généralisés ne seraient que l'extension
à la périphérie de spasmes localisés primitivement aux différents
segments de l'appareil gastro-intestinal. Si, faute d'observations
suffisantes, nous devons réserver notre jugement en ce qui concerne les grandes crises convulsives de la grande névrose, dont
la complexité est si grande tant au point de vue digestif qu'au
point de vue nerveux, il n'en est pas de même pour les manifestations de ce qu'on est convenu d'appeler la petite hystérie. Dans
ces cas, le début des spasmes, nettement et toujours localisé aux
sphères intestinale ou gastrique, leurs caractères qui ne sont
autres que ceux que l'on rencontre chez nombre de dyspeptiques,
serrements, étouffements, sensations de boule, parfois l'avortement des phénomènes nerveux à la suite de vomissements, de
renvois, de selles ou tout simplement d'émissions gazeuses par
l'anus, tout nous montre que ce sont les troubles digestifs qui
sont le primum movens de toute la phénoménologie bruyante
qui, à un moment donné, accapare la scène. Du reste, les résultats fournis par une thérapeutique dirigée dans ce sens, mieux

que les dissertations théoriques, sanctionnent cette manière de voir. L'expérience nous montre que le meilleur moyen de prévenir ou d'espacer les crises, n'est pas de terroriser le système nerveux par le bromure de potassium, mais bien de calmer par un régime approprié l'irritabilité du tube digestif.

La percussion, qui permet de délimiter assez exactement l'estomac et fournit sur la tonicité digestive et la tension générale de l'abdomen des renseignements précieux, ne donne, en ce qui concerne le colon, que des résultats médiocres et douteux. En dehors des cas de distension exagérée, de dilatation notable, cas bien spéciaux et liés soit à la torsion de l'intestin, soit à la présence d'un rétrécissement de nature organique, il n'est guère possible de différencier par la percussion la sonorité du colon de celle du reste de l'intestin. A la vérité, on observe fréquemment dans le flanc droit une zone de sonorité qui, théoriquement, semble correspondre au cœcum, mais qui ne permet pas de délimiter cet organe, même d'une façon approximative, sauf peut-être chez les individus forts, à la période de compensation et de distension cœcale. Du reste, lorsque la pratique de la palpation nous aura initiés à une connaissance plus exacte du colon, de ses dimensions, de son calibre ; lorsque nous aurons appris combien sa capacité est réduite dans la plupart des cas, nous serons moins étonnés de savoir qu'à lui seul, il lui est difficile d'imposer une sonorité spéciale à la région droite de l'abdomen. Si le flanc droit résonne ordinairement plus que le flanc gauche, cela paraît tenir principalement à ce que le flanc droit loge une portion plus considérable de la masse de l'intestin grêle, le côté gauche étant occupé en partie par l'estomac qui, à l'état de distension et ptosé, refoule du côté opposé la plus grande partie de la masse viscérale. C'est là du reste une simple hypothèse à laquelle nous ne tenons pas beaucoup.

La palpation reste donc le procédé de choix pour la recherche du colon ; on peut poser en principe que dans tous les cas où il n'est pas sous tension trop grande, et où la paroi abdominale n'a pas une épaisseur trop considérable, rien n'est plus aisé que de reconnaître un ou plusieurs des segments du gros intestin, sous tel ou tel des aspects divers qu'il peut revêtir chez les dyspeptiques.

La technique de la palpation est du reste des plus simples et ne nécessitera pas de bien grands développements. Non pas que l'on doive s'attendre, dès les premiers essais, à des résultats bien brillants ; si élémentaire que paraisse la recherche de l'intestin, nous avons vu quelques-uns de nos amis n'arriver qu'avec la plus grande difficulté et seulement après des tentatives réitérées, à discerner les reliefs d'un cœcum volumineux qui roulait littéralement entre leurs doigts. Il y a évidemment un petit coup de main à acquérir ; un peu de bonne volonté y pourvoira.

La position que l'on fait prendre au malade pour la palpation générale de l'abdomen est également celle qui convient le mieux pour la recherche du colon. On fera coucher le malade horizontalement sur une chaise longue ou sur un lit, la tête à peine relevée par un coussin, les membres inférieurs dans l'extension absolue, le corps en résolution complète (1). C'est là une situation qu'il faut laisser prendre au malade de lui-même, sans chercher à la lui imposer, sans lui donner d'avis préalable qui serait tout au plus capable de le troubler. Il suffit de l'engager à ne pas se raidir, à bien se laisser aller, pour voir tout son corps entrer en contraction, son ventre se tendre comme un ballon et rendre tout examen impossible. On peut recommander alors au malade de respirer largement ; il est rare dans ces conditions de ne pas voir l'abdomen se détendre et s'affaisser pendant les mouvements expiratoires, ce qui laisse à l'observateur tout loisir pour explorer la cavité viscérale. Il est cependant des sujets nerveux avec lesquels il est inutile de chercher à entrer en composition ; tous les

(1) La flexion des cuisses sur le bassin est moins favorable à l'examen ; elle ne saurait convenir que dans quelques cas particuliers.

conseils et toutes les exhortations sont superflus : la paroi abdominale, véritable plastron ligneux, offre à la main une résistance invincible ; le ventre reste fermé, et cela, en dépit d'une hypotension souvent extrême. Il n'est guère de procédé ou d'artifice qui, dans de semblables circonstances, puisse rendre quelque service et faciliter la recherche du gros intestin.

L'observateur se placera au côté droit du malade. Il reconnaîtra qu'il est en présence de l'organe cherché lorsqu'il sera parvenu à le mobiliser dans son sens transversal, à la manière de la corde d'un instrument qu'on cherche à faire vibrer. Tant qu'il n'aura pas obtenu nettement cette sensation, il devra conserver des doutes sur le résultat de son exploration, ou en conclure à un état particulier d'atonie et d'affaissement de l'intestin ; dans ce cas la constatation de petits gargouillements ou de crépitations devra confirmer son hypothèse.

a) Le colon ascendant, auquel nous rattachons le cœcum, est le segment du gros intestin le plus facile à reconnaître par la palpation, tant à cause de son volume que de sa situation superficielle qui le rendent très accessible ; même dans les cas où il est sténosé, il est toujours plus volumineux que les autres segments. Les deux mains (une seule peut suffire à la rigueur) sont posées à plat sur l'abdomen, perpendiculairement à l'axe supposé de l'organe, l'extrémité des doigts légèrement fléchis empiétant sur la partie externe des muscles droits antérieurs. En ramenant les mains d'avant en arrière, on perçoit ordinairement une masse allongée, de consistance et de volume variables, qui roule sous les doigts et finit par s'échapper brusquement, donnant nettement la sensation d'un contour arrondi. Chez les femmes qui ont un certain degré d'éventration, les muscles droits peuvent affecter, sous l'influence de contractions involontaires, une forme en fuseau mobilisable qui peut en imposer pour le colon ascendant en état de spasme ; il suffit de connaître la possibilité de cette erreur pour l'éviter. Parfois, lorsque l'intestin est très mobile, il sera utile d'exercer

de la main droite une pression sur la partie médiane ou gauche
de l'abdomen, de façon à refouler et à faire saillir dans la fosse
iliaque droite la masse viscérale. Cela est surtout nécessaire lorsque le cœcum est à la fois mobile et petit, car il pourrait alors
fuir sous la pression de la main et se dissimuler sous les muscles droits. On doit toujours débuter par une palpation superficielle ; il arrive quelquefois que l'on cherche vainement l'intestin
dans la profondeur de la fosse iliaque et qu'il se révèle tout à
coup à fleur de peau, pour ainsi dire ; dans ces cas, il est ordinairement d'une grande mobilité, et une palpation profonde le refoule en dehors vers la crête iliaque. On arrive à le saisir très
facilement, en pareille circonstance, en posant la main à plat
dans le sens longitudinal de l'abdomen, et en lui imprimant des
mouvements de latéralité avec pression de plus en plus accentuée,
si c'est nécessaire.

b) Il n'est pas toujours aisé de percevoir le coude droit du
colon, eu égard à sa situation profonde et élevée dans l'hypocondre
droit, surtout chez les malades dont le ventre est fort et conserve
encore une tension satisfaisante. En déprimant fortement la paroi
abdominale, on peut néanmoins le distinguer sous la forme d'une
masse empâtée, crépitante, plus rarement sous celle d'une ampoule consistante. Dans ce cas, le procédé en usage pour la recherche du rein donne parfois de bons résultats, surtout si l'organe est ptosé. La main gauche embrassant le flanc droit, le pouce
en avant, les autres doigts réunis en arrière et soulevant la région
lombaire comme pour la faire saillir en avant, on invite le malade
à respirer largement ; on peut alors, pendant les mouvements
d'inspiration, saisir avec le pouce une masse arrondie qui donne
même la sensation d'échappement, comme le rein, et peut en effet
en imposer pour le rein droit déplacé. Nous avons vu quelques malades chez lesquels on avait diagnostiqué sans raison un
rein déplacé, erreur que l'on ne pouvait imputer qu'à la présence
d'une masse stercorale dure formée par le coude droit du colon.

c) Le colon transverse est le segment du gros intestin sur le compte duquel la palpation nous fournit le plus rarement des renseignements précis, du moins chez l'homme ; c'est dans tous les cas, le segment le plus difficile à reconnaître, pour un débutant. La profondeur de la cavité abdominale à son niveau, la situation plutôt superficielle de l'organe, l'éloignement du plan résistant postérieur capable de servir de point d'appui à la palpation, sont déjà des circonstances défavorables. La structure anatomique de la paroi abdominale à ce niveau vient encore gêner l'exploration : présence des muscles grands droits antérieurs et d'une bande aponévrotique résistante qui s'étend du bord externe des muscles aux fausses côtes, et qui est d'autant plus prononcée que le sujet est plus vigoureux. Chez les malades jeunes et musclés on percevra donc rarement le transverse, tout au moins sous la forme cylindrique qu'on croit devoir lui attribuer, car on pourra parfois constater sur son trajet présumé des masses empâtées ou crépitantes. Chez la femme, le colon transverse est facilement mis en évidence, surtout chez celles dont le ventre est peu volumineux ou mou. D'une façon générale, même dans les cas où le colon transverse est perceptible, sa portion médiane se dérobe très fréquemment à l'investigation ; les seules portions nettement isolables sont les deux anses latérales.

C'est encore, comme pour le colon ascendant, en cherchant à mobiliser l'organe dans son sens transversal que l'on arrive à se rendre compte le plus nettement de sa présence en tel ou tel point de la cavité abdominale. Une palpation attentive permet de sentir un cordon que les doigts peuvent abaisser du côté de la région pubienne et qui reprend plus ou moins brusquement sa position primitive, dès que la pression devenant moins intime lui permet de s'échapper.

d) L'S iliaque est, avec le colon ascendant, le segment du gros intestin le plus accessible à la palpation. On le cherchera parallèlement à l'arcade de Fallope ; les doigts ramenés de la partie la plus externe de la région du côté de la ligne médiane (1), en suivant exactement le plan postérieur du bassin, arrivent facilement à saisir un petit cordon qui donne les mêmes sensations caractéristiques de déplacement ou d'échappement que nous avons signalées pour les autres portions de l'intestin. On peut suivre ce cordon en bas jusqu'à sa disparition dans l'excavation pelvienne, en haut jusqu'au point où le colon ascendant se perd dans la profondeur de l'hypocondre gauche. Le coude gauche du colon, situé profondément, n'est accessible que dans des cas très rares.

III

Un premier enseignement fourni par la palpation est relatif à la statique du colon. Le colon, dans les conditions que l'on peut considérer comme se rapprochant le plus de l'état physiologique, jouit d'une fixité bien propre à en faciliter la recherche, mais qui n'exclut pas un certain degré de mobilité. Quel que soit le segment que l'on palpe, rien n'est plus facile que de le déplacer dans le sens transversal ; ce déplacement s'opère sans brusquerie, sans raideur, et le segment mobilisé revient lentement à la position qu'il occupait primitivement et loin de laquelle on l'avait maintenu un instant. Chez certains malades, le déplacement des anses du colon ne s'effectue pas sans que l'observateur puisse constater une certaine résistance, telle qu'il l'éprouverait en essayant de tendre la corde d'un arc. Il semble que les deux extrémités du segment soient solidement fixées, et que la partie médiane seule se laisse déplacer, l'ensemble du segment décrivant un arc de cercle, ce qui rend notre comparaison de tout à l'heure encore plus exacte. Si les doigts qui le maintiennent dans cette situation anormale viennent à s'en dessaisir, l'intestin revient

(1) Ou inversement de dedans en dehors.

brusquement à sa position première ; c'est alors qu'on a le plus nettement la sensation de ressaut, d'échappement. Le fait est très caractéristique dans ces cas où l'anse intestinale, colon ascendant, transverse ou descendant, est tendue d'une extrémité à l'autre de l'abdomen, comme une corde le plus souvent superficielle, à fleur de peau, pour ainsi dire. Nous avons à faire, en pareilles circonstances, à un état clinique du colon très spécial, le colon tendu avec ou sans spasme ; on le rencontre avec ces caractères de tension chez les individus vigoureux, ou chez lesquels la maladie est peu avancée. Cette tension indique en effet que l'organe a conservé une certaine fixité de ses points d'attache ; elle correspond à un état d'éréthisme excessif du tube digestif qui se traduit par des troubles fonctionnels en rapport avec cet éréthisme (tension douloureuse du ventre et des lombes, phénomènes congestifs divers, nervosité, etc.).

Chez les vieux dyspeptiques, les ligaments fixateurs ou suspenseurs des coudes du colon ont cédé. L'intestin peut prendre les caractères de l'état spasmodique, tels que nous les décrirons plus loin ; mais il est devenu plus mobile, et ne donnera plus au même degré cette sensation d'un cordon tendu et solidement fixé à ses deux extrémités. Il ne faut pas cependant attribuer uniquement à la fixité relative d'une anse digestive le phénomène de la tension de cette anse ; il est évident que si, chez les malades anciennement ou gravement atteints, cet état de tension du colon est rare ou peu accusé, cela tient avant tout à l'atonie, à la faiblesse de l'organe, et au peu d'intensité des réactions de toute nature qui se passent dans sa cavité.

Chez les mêmes malades, on peut encore voir le gros intestin flotter dans la cavité abdominale, à la façon d'un cordon ou d'un ruban inerte. La main le déplace avec la plus grande facilité, sans qu'il manifeste de tendance à reprendre sa position première. A ces cas où le colon présente une mobilité extrême, nous pouvons opposer ceux où il nous offre une fixité anormale. On perçoit alors dans le fond de la cavité abdominale un relief immobile, souvent diffus et irrégulier, qui semble adhérent à la paroi du bassin ; nous avons affaire ici à des malades dont la dyspepsie est ancienne, qui ont abusé des drogues, des purgatifs, de l'alcool, des irritants de toute nature, et dont l'intestin a parcouru tous les stades de l'inflammation chronique.

A la question de la mobilité anormale du gros intestin se rattache celle de ses déplacements permanents ; une des difficultés de la recherche de cet organe est précisément l'incertitude où l'on se trouve de pouvoir lui assigner un trajet immuable, en d'autres termes la possibilité pour chacun de ses segments d'occuper dans la cavité abdominale les situations les plus inattendues. Cela est vrai surtout pour le transverse. On le trouvera souvent dans la région sus-ombilicale, plus fréquemment au niveau de l'ombilic ou au-dessous ; il n'est pas rare de le rencontrer à quelques travers de doigt au-dessus du pubis, décrivant un large arc de cercle dont l'ombilic est le centre. Véritable cordon flexueux et flottant, il se dérobe facilement à l'exploration ; lorsqu'on est parvenu à le saisir, on le mobilise dans tous les sens avec la plus grande facilité.

Le cœcum et le colon ascendant sont fréquemment déjetés en dedans. Lorsqu'ils occupent leur situation normale dans la fosse iliaque et le flanc droit, la palpation les déplace aisément vers la ligne médiane ; on peut les voir se maintenir dans cette situation anormale jusqu'à ce qu'une large inspiration leur ait fait reprendre leur position naturelle. Une variété de déplacement non moins fréquente est celle du cœcum dans la direction de l'hypocondre droit ; l'organe a comme subi un mouvement d'ascension et la fosse iliaque est vide.

Le déplacement vers la ligne médiane est commun pour le cordon iliaque. Nous signalerons à ce propos une particularité qui présente quelque intérêt. On trouve parfois, parallèlement à l'S iliaque, un autre cordon de même forme et de même volume qui tantôt lui est directement accolé, tantôt en est séparé par un intervalle d'un ou plusieurs travers de doigt, et qui dans ce dernier cas pourrait en imposer pour le segment iliaque lui-même fortement déjeté en dedans ; ce qui serait du reste une erreur de peu d'importance. Nous avons pu nous rendre compte d'une façon certaine, dans quelques cas, que ce second cordon n'est autre que le segment gauche du colon transverse, fortement ptosé, et nous avons pu le suivre jusqu'à son point d'abouchement avec le colon descendant dont le coude était notablement abaissé. S'il n'y a pas eu d'erreur de notre part dans l'appréciation de ce dernier point, nous pourrions en conclure que le coude gauche du colon, comme le droit, est susceptible de déplacement et qu'il ne présente pas toujours la fixité absolue que Glénard lui a trouvé dans les autopsies.

Ces déplacements permanents du gros intestin n'offrent pas seulement un intérêt de pure curiosité ; nous n'aurions pas insisté si longuement sur ces faits si nous n'avions pas dû en tirer un enseignement. Nous trouvons ces déplacements dans les cas où la maladie est ancienne ; ils sont l'indice d'une dislocation avancée du tube digestif ; ils sont l'œuvre d'une longue succession de troubles fonctionnels plus ou moins latents, plus ou moins accentués, suivant la constitution et le tempérament de l'individu ; ils traduisent en un mot une tonicité digestive compromise depuis de nombreuses années. Nous ne devons donc pas y voir seulement des manifestations de nature mécanique, dans lesquelles la pesanteur aurait le principal rôle : nous en avons la preuve dans le déplacement ascensionnel du cœcum, qu'il faut considérer comme le résultat de contractions spasmodiques répétées sans relâche ; ces spasmes ont porté l'organe vers son point d'attache dont ils n'ont pu vaincre la résistance.

Nous ne dirons que quelques mots au sujet du volume du colon, que nous étudierons à loisir en faisant l'histoire de son évolution fonctionnelle. L'observateur le plus novice aura bien vite reconnu, et c'est seulement sur ce point que nous voulons insister en ce moment, que le calibre du colon est très souvent réduit à des dimensions invraisemblables, et que sur le vivant les dimensions et l'aspect du gros intestin diffèrent essentiellement des dimensions et de l'aspect qu'on lui fait revêtir dans les traités d'anatomie descriptive.

IV

Lorsqu'on pratique une série d'examens méthodiques de l'abdomen et qu'on s'attache d'une façon spéciale à vérifier l'état du colon, une première notion se dégage qui ne peut manquer de solliciter l'intérêt et l'attention : le gros intestin présente un degré de consistance et de tension extrêmement variable suivant les malades. Ce serait une œuvre à la fois difficile et aride que de chercher à définir et à décrire des formes anatomiques dont le nombre et l'aspect varient à l'infini. Nous pouvons cependant, négligeant les formes intermédiaires, mettre en relief quelques types cliniques qui s'imposent par leur netteté et leur importance. C'est ainsi, par exemple, — et tout observateur peut s'en rendre compte — que l'on peut trouver, à la palpation, des colons mous et des colons durs ; c'est là un gros fait que l'on ne voit mentionné nulle part. Il ne saurait cependant être indifférent, lorsqu'on a à se prononcer sur l'état d'un dyspeptique et à lui tracer une règle de conduite, que ce malade soit porteur d'un colon ayant la consistance d'un chiffon mouillé, ou celle d'un morceau de bois, ou bien encore celle d'un fil de fer. Il est de la dernière évidence que ces différentes formes anatomiques correspondent à autant de modalités fonctionnelles. De plus, et nous avons déjà à plusieurs reprises insisté sur ce point, il est plus rationnel et plus vrai de considérer le tube digestif comme un organe unique, fonctionnant synergiquement, que de voir en lui un agrégat de segments distincts et autonomes. Connaître l'état objectif d'un de ces segments, ce n'est donc pas seulement avoir acquis des renseignements utiles sur son fonctionnement propre, c'est souvent pénétrer en quelque sorte dans l'intimité de la vie physiologique ou morbide du tube digestif tout entier. En présence d'un malade d'examen difficile, dont le ventre semble vouloir dérober ses secrets, et chez lequel l'exploration de l'estomac et de la tension abdominale n'a donné que des résultats confus ou incertains, un état de dureté spéciale du colon, par exemple, en nous révélant un spasme de cet organe, suffit à lui seul pour nous faire entrevoir la note fondamentale de tout l'appareil gastro-intestinal; en un mot, il importe autant au médecin de savoir si la caractéristique du colon d'un malade donné est la dureté ou la mollesse, que de connaître si l'estomac est de dimension normale ou exagérée, s'il présente ou non du clapotage.

La distinction des colons en colons mous et en colons durs, bien que réellement clinique, ne saurait cependant servir de base à une étude didactique. Grouperons-nous les diverses formes anatomiques du colon, d'après l'état fonctionnel de la fibre musculaire? Cette conception plus séduisante que la précédente ne répond pas davantage à la réalité des faits. Les considérations suivantes vont nous permettre de mieux nous faire comprendre.

Deux éléments peuvent troubler le fonctionnement régulier, le tonus physiologique de la fibre musculaire digestive et modifier l'aspect anatomique normal des différents segments du tube gastro-intestinal. Ces deux éléments, l'atonie et le spasme, ont entre eux des connexions singulièrement étroites et présentent même vis-à-vis l'un de l'autre des caractères de subordination que l'observation clinique nous autorise à formuler d'une façon catégorique. Le spasme germe toujours sur un fond d'atonie; pas de spasme sans atonie préalable. Que le spasme naisse à l'occasion de la fonction pour s'éteindre avec celle-ci, c'est-à-dire qu'il soit purement fonctionnel et passager, ou qu'il survive à l'acte fonctionnel qui l'a provoqué et soit par conséquent permanent ou durable, il est toujours précédé de l'atonie, il évolue sur un terrain d'atonie généralisée ou partielle. Nous développerons plus loin les raisons de ce fait d'observation indiscutable que nous nous contentons pour le moment de poser en principe. Opposer les colons en état d'atonie aux colons en état de spasme, ou simplement accorder à chacune de ces deux modalités fonctionnelles une importance équivalente, serait méconnaître les liens de filiation qui rattachent la seconde à la première ; ce serait oublier que le spasme, phénomène morbide, naît et meurt sur un terrain morbide, l'atonie. Ce serait, au point de vue pratique, laisser s'établir dans l'esprit une confusion regrettable qui nous porterait, en présence d'un état spasmodique du tube digestif, par exemple, à n'envisager qu'un seul élément, l'élément passagèrement en évidence ; à considérer comme l'objectif principal et le terme ultime de notre intervention la résolution du spasme, alors qu'en réalité c'est l'atonie, cause première et source du phénomène spasmodique, que nous ne devons pas perdre de vue ; car, l'élément étranger sous lequel elle se dissimulait une fois disparu, c'est elle que nous allons retrouver avec tous ses caractères propres et tous ses dangers.

Les colons durs, et parmi eux les colons en état de spasme, sont donc, en dernière analyse et au même titre que les colons mous, des colons atones ; il serait préférable de dire des colons faibles, pour enlever à notre proposition toute allure paradoxale. L'insuffisance des mots introduit ici une certaine confusion qu'il est nécessaire de dissiper. L'expression *atonie* (1) traduit en effet, d'une part un fait objectif déjà très complexe en lui-même, à savoir les modifications physiques particulières du tube digestif, défaut de tension, affaissement, mollesse, etc., d'autre part une idée clinique non moins complexe, c'est-à-dire un état de faiblesse,

____

(1) Le terme inusité *d'hypotonie* serait meilleur.

une insuffisance fonctionnelle en vertu de laquelle l'organe n'est plus à la hauteur de sa tâche physiologique et qui se révèle aussi bien dans le segment contracté que dans le segment affaissé et mou. Il suffira que le lecteur ait présents à l'esprit ces deux sens attachés au terme d'atonie et la complexité de ce terme pour qu'il n'ait pas à se tromper sur la valeur que nous lui accordons dans telle ou telle circonstance.

Ce qui caractérise d'une façon générale, au point de vue objectif, la déchéance fonctionnelle du colon, c'est donc l'atonie, c'est-à-dire la tendance à l'affaissement et à la sténose. Lorsque la tonicité du gros intestin commence à fléchir, la tension gazeuse diminue ; la consistance de l'organe devient moins accusée, son calibre a de la tendance à se réduire. À une phase plus avancée, ou à de certaines périodes aiguës ou subaiguës, il perd sa forme cylindrique, il s'affaisse, il s'étale, et dans les cas extrêmes peut arriver à s'effacer complètement, le relief qui traduit sa présence en un point déterminé de l'abdomen étant à peine suffisant pour être perçu par la palpation. Ces caractères sont propres à tous les segments du gros intestin ; ils sont surtout faciles à constater au niveau du colon ascendant, en raison de son volume et de sa situation exceptionnellement favorable à l'examen, mais on les retrouve aussi avec netteté soit au niveau du transverse, soit au niveau de l'S iliaque.

S'il était possible de serrer de plus près la marche progressive de l'atonie et les modifications de la tension gazeuse intra-colique, nous retrouverions les diverses phases que nous avons signalées en étudiant la tension abdominale générale, car le segment digestif pris isolément doit présenter, au point de vue de l'évolution de sa tension gazeuse, les mêmes étapes que la cavité digestive considérée dans son ensemble. L'imperfection de nos sensations tactiles, le calibre réduit du colon sont les seuls obstacles qui s'opposent à la constatation de ces phénomènes ; il n'est pas rare cependant, comme nous le verrons plus loin, que l'on

puisse suivre chez un malade, dans des circonstances favorables,
les modifications de rénitence et d'élasticité qui se produisent dans
le cœcum sous l'influence soit du traitement, soit de la marche
naturelle de la maladie. Quoi qu'il en soit, l'atonie et la mollesse
constituent le fond de tous les états morbides du colon. Les modifications de cet aspect physique, la transformation en colon dur
ne sont que des accidents passagers qui viennent se greffer sur
l'atonie antécédente. Dans certains cas, on constate que les tuniques du gros intestin sont comme séchées et racornies ; les sécrétions semblent taries ; la cavité de l'organe est comme bourrée
de scybales durcies qui contribuent à lui donner une consistance
ligneuse. D'autres fois, le colon devient le siège d'un spasme, et
prend l'aspect d'un cordon lisse, régulier et uniformément dur,
d'un calibre plus ou moins réduit suivant le degré de sténose et
d'affaissement antérieurs. Les divers types anatomiques du colon
que nous pouvons constater par la palpation ne correspondent
donc pas à des modalités individuelles, mais bien à des phases
successives de son évolution morbide, ou à des incidents qui
viennent traverser le cours de cette évolution. Etudier ces formes
anatomiques diverses, c'est d'une part faire l'histoire de la marche
de l'atonie du colon, suivre pas à pas les étapes que le gros intestin parcourt pour aboutir à l'épuisement, d'autre part mettre
en relief les incidents qui viennent se greffer sur l'état d'atonie
fondamentale. Telle est la tâche qui nous reste à remplir.

V

1º Chez les Forts à la période de compensation et de ventre saillant, la palpation du colon n'est guère possible, en raison même
de la distension de la cavité digestive. Lorsque l'abdomen commence à se détendre, et que par conséquent la diminution de la tension générale permet une exploration plus fructueuse, on peut,
dans quelques cas rares il est vrai et d'une interprétation toujours

difficile, percevoir le gros intestin, surtout vers sa portion ascendante, sous la forme d'une masse allongée, confuse, aux contours indécis et se dérobant, pour ainsi dire, sous la pression de
la main. Son caractère principal est un état de tension tel qu'on
peut aisément se le représenter, en considérant que le segment
digestif est vigoureusement fixé à ses points d'attache et gonflé
par les gaz.

C'est principalement chez les sujets dont la paroi abdominale
offre une épaisseur peu considérable et dont le ventre a déjà
notablement perdu de sa rénitence que les premières phases
de l'atonie colique sont réellement bien saisissables. Ce qui domine
alors, dans ces cas, c'est l'encombrement, c'est la stase ; les signes
de la faiblesse du colon sont peu accusés ; l'idée immédiate éveillée
par la palpation est celle d'un organe vigoureux, suffisamment
tendu, solidement fixé et que, eu égard à la régularité apparente
de ses fonctions et souvent à l'absence des troubles subjectifs chez
les sujets qui en sont porteurs, nous pourrions considérer à la
rigueur comme représentant le type du colon normal, si nous ne
savions que le fait seul de pouvoir l'isoler par la palpation est
déjà l'indice d'une diminution de la tension abdominale générale,
et par conséquent de la tension intra-colique.

Au reste, un examen plus approfondi va nous révéler certaines particularités qui nous feront toucher du doigt et l'atonie
objective commençante et l'insuffisance fonctionnelle qui lui est
parallèle. Chez les individus vigoureux, le cœcum et le colon ascendant se présentent sous la forme d'un boudin allongé, de volume
égal et même supérieur à celui du poignet d'un adulte, roulant
sous la main, offrant un degré notable d'élasticité, parfois même
de rénitence ; mais élasticité et rénitence toujours insuffisantes pour
s'opposer à la palpation profonde de l'organe et céler son contenu.
La palpation profonde du colon y fait naître des crépitations, parfois de petits gargouillements localisés ; on a la sensation d'un
empâtement circonscrit, conservant la forme de l'intestin ; cet

empâtement traduit la présence, dans la cavité du colon, de matières fécales molles et consistantes. Ajoutons que le calibre de l'organe dilaté à la phase antérieure s'est déjà manifestement rétréci.

Nous retrouvons tous ces caractères au niveau des autres segments. Si le transverse n'est pas toujours perceptible sous sa forme de cordon cylindrique, nous pouvons parfois, tout au moins, provoquer sur son trajet des crépitations à bulles fines et sèches. Il est, par contre, toujours très facile de reconnaître le colon descendant et l'S iliaque, qui revêtent l'aspect d'un boudin consistant du volume de deux doigts environ. D'une façon générale, par suite de la condensation de plus en plus grande des résidus de la digestion, la consistance du colon devient de plus en plus accentuée, et les crépitations de plus en plus sèches, à mesure qu'on se rapproche de sa terminaison. En résumé, ce qui domine à cette première phase de l'évolution fonctionnelle du colon, c'est surtout l'encombrement et la stase sur tout le trajet du gros intestin, sous la forme d'un empâtement circonscrit. Ce sont là les preuves d'une insuffisance fonctionnelle, d'une déplétion imparfaite de l'organe, et par conséquent d'une atonie commençante, déjà nettement sensible.

Il y a, nous l'avons dit, dans cette catégorie de colons avec stase simple, toute une série de variétés cliniques qui se relient les unes aux autres par des nuances dans le degré de la tension, mais qu'il est assez difficile de différencier. Il est cependant un type qu'il est possible de dégager des autres et que nous devons signaler, car il constitue la forme la plus accentuée de l'encombrement colique, ou plutôt il caractérise un type clinique intermédiaire entre les colons avec stase simple, et les colons mous dont nous parlerons plus loin. Dans ce cas, le boudin colique ascendant (c'est surtout au niveau de ce segment que les caractères sont le plus tranchés et le plus nets) est d'un volume moins considérable, plus régulier ; sa rénitence est nulle ; on n'a plus la sensation d'une atmosphère gazeuse dans la cavité de l'organe ;

la paroi semble collée sur le contenu solide; l'empâtement est plus accusé, les crépitations plus difficiles à provoquer ou même absentes. Tous ces caractères indiquent un état notable d'affaissement, une condensation plus grande et une circulation moins active des gaz. On a bien là un vrai boudin épais et consistant. Nous sommes en présence d'une atonie plus avancée et d'un degré plus accentué de stase. Ce type de colon ne répond pas précisément aux états chroniques francs; les sujets chez lesquels nous le rencontrons sont sous l'influence d'un processus en quelque sorte subaigu, d'une recrudescence accidentelle et passagère de l'atonie. Un degré de plus et nous aurons le vrai colon des phases aiguës et subaiguës, avec son empâtement étalé et ses contours indécis.

Chez les Faibles, le colon avec stase simple présente les caractères généraux que nous venons d'assigner à celui des individus vigoureux, mais avec quelques particularités liées à la constitution anatomique de l'organe. Le gros intestin ne donne pas à la main qui le palpe une sensation aussi franche de vigueur et de résistance; le boudin colique ascendant est généralement moins volumineux, moins régulier; il se présente sous la forme d'ampoules plus ou moins arrondies, toujours sous tension, mais se laissant facilement écraser, changeant de forme sous la malaxation, plus gargouillantes que crépitantes, le contenu de la cavité étant surtout constitué par un mélange de matières liquides ou demi-solides et de matières plus dures ou tendant à la solidification, et non pas, comme dans le colon des Forts, par une masse homogène de consistance pâteuse. La nature des selles est en rapport avec l'état de l'intestin : chez les Forts, selles moulées, de consistance molle, ou selles en bouillie ; chez les Faibles, selles fréquemment formées de fragments plus ou moins volumineux, accolés les uns aux autres et plus dures. Les autres segments du colon offrent les mêmes caractères de tension molle et variable; leur contenu est également gargouillant avec noyaux solides.

Un point qui mérite déjà d'être bien mis en relief, dans ce colon des Faibles avec stase simple, car il nous rend compte de son instabilité fonctionnelle et de la facilité avec laquelle il passe de l'état quasi-physiologique à l'atonie ou au spasme, c'est le changement de forme qu'il subit sous l'influence de la palpation, c'est la production de bosselures mobiles que le contact de la main fait naître et qui nous indiquent à la fois la faiblesse réelle et l'irritabilité de l'organe.

Les dyspeptiques chez lesquels le colon présente les caractères de la stase simple n'ont souvent, au point de vue symptomatique, qu'un intérêt restreint. Chez eux la compensation, quoique moins active et déjà sur la voie de la déchéance, est cependant toujours efficace ; le silence relatif des troubles fonctionnels contribuera pour longtemps encore à masquer aux yeux des observateurs inattentifs la valeur réelle des signes objectifs. Dans nombre de cas cependant, la stase et l'atonie presque virtuelle qui a engendré et qui entretient cette stase, se révèlent par des malaises épisodiques ou permanents variés sur lesquels nous ne pouvons insister en ce moment, et dont la nature du reste importe peu, chaque sujet réagissant à sa manière et souvent de la façon la plus inattendue. Ce qu'il faut savoir, c'est que l'encombrement colique est le témoin de ces malaises. C'est dans ces cas que les purgatifs font merveille, et non pas seulement, comme on est tenté de le croire, en exonérant le gros intestin de sa surcharge, mais encore et surtout en réveillant la tonicité digestive, parfois en rompant un état spasmodique, en rétablissant, en un mot, la perméabilité et le tirage gastro-intestinaux. Ce sont, pour la plupart, des malades avec encombrement colique, qui racontent, non sans une certaine satisfaction mêlée d'ironie, avoir trouvé, dans l'usage des pilules dépuratives ou des thés rafraîchissants de la réclame, une guérison que n'avaient pu leur procurer les formules compliquées de leur médecin.

De plus, le gros colon est un indice de la vigueur du tube digestif, et cette notion fondamentale nous donne l'explication de faits intéressants qu'on repousse souvent de parti pris et sans examen. A plusieurs reprises, dans l'histoire de la médecine, on a vu célébrer avec enthousiasme l'efficacité des purgatifs, des drastiques, du tartre stibié, du calomel, non seulement dans les maladies chroniques, mais encore dans les maladies aiguës. Il y a là, évidemment, autre chose qu'un engouement irréfléchi ; mais on a raison, d'autre part, de ne pas céder à tous les entraînements d'un empirisme grossier. Que l'émétique ou le calomel puisse modifier dans maintes circonstances, d'une façon heureuse, l'évolution d'une maladie aiguë, le fait n'est pas douteux ; des observateurs consciencieux n'ont pu s'abuser constamment sur ce point. Mais il reste à régler l'emploi judicieux de ces médicaments. Dire qu'ils s'adressent aux individus vigoureux ne suffit pas ; les apparences sont souvent trompeuses ; il est des gens d'aspect extérieur robuste que, pour notre part, après examen de l'abdomen, nous rangeons dans la catégorie des Faibles. Nous pouvons affirmer que c'est seulement dans les cas où le médecin aura constaté une tension abdominale satisfaisante et la présence d'un colon fort avec stase, que les évacuants énergiques donneront des résultats utiles et pourront être prescrits sans danger.

Les maladies aiguës du tube digestif nous donnent l'occasion de nous rendre compte combien ces principes sont vrais et combien ils méritent d'être pris en considération. Il est des formes de dysenterie dans lesquelles le calomel ou le sulfate de soude agit avec une efficacité merveilleuse ; ce sont les formes avec encombrement cœcal. Nous avons le souvenir d'une jeune femme de 20 ans, chez laquelle l'administration du sulfate de soude, larga manu, eut raison en quelques heures d'une dysenterie grave : la palpation nous avait révélé la présence d'un colon énorme, empâté, extrêmement douloureux ; l'expulsion de selles épaisses dont l'abondance et la fétidité dépassaient tout ce que l'imagination peut concevoir, vint corroborer les données de la palpation du ventre. Nul doute qu'avec un intestin affaissé et un ventre vide, les résultats du traitement eussent été moins satisfaisants, sinon désastreux. On a fréquemment l'occasion de lire dans les périodiques l'annonce d'une nouvelle méthode de traitement des diarrhées infantiles; hier c'était le calomel à doses fractionnées, aujourd'hui c'est le sulfate de soude. Mais ce que les auteurs négligent toujours, c'est de nous indiquer les formes cliniques justiciables de la médication proposée, ce qui laisserait supposer que, dans leur esprit, la maladie est toujours identique à elle-même et qu'il n'y a pas lieu de tenir compte du malade. Cette question, capitale entre toutes, ne saurait être tranchée par la découverte de quelques microbes problématiques; elle restera insoluble, tant que la palpation du ventre sera méconnue. La palpation de l'abdomen montre chez les enfants atteints de diarrhée dont la forme et la gravité semblent, au premier examen, les mêmes, des différences considérables dans l'état de la tension abdominale et l'état du colon; ici, ventre ballonné, intestin distendu; là, ventre affaissé et pâteux, intestin mou et vide, etc.; à qui fera-t-on jamais croire que, dans les deux cas, le traitement pharmaceutique ou diététique puisse être le même?

La palpation du ventre peut donc nous éclairer sur le mode d'action et l'opportunité d'une médication évacuante énergique dans les maladies aiguës; elle nous donne l'explication des résultats incertains ou contradictoires obtenus par les observateurs; elle nous permet de préciser les cas où cette médication peut être employée en toute sécurité et avec l'assurance d'un résultat satisfaisant: ces cas sont ceux où le ventre est encore ferme, l'intestin vigoureux et la stase colique manifeste.

2° Dans une période ultérieure qui constitue, pour ainsi dire, la période d'état de la dyspepsie, alors que la tension abdominale générale a déjà faibli et que le ventre a déjà subi un commencement d'affaissement, parfois même une diminution de volume, le gros intestin se présente à nous sous un nouvel aspect. La stase tout en se manifestant encore d'une façon certaine n'est déjà plus le caractère prépondérant ; l'atonie, la faiblesse se révèlent avec les signes physiques qui leur sont propres. L'intestin garde sa forme cylindrique, mais son calibre est moins considérable ; il ne ressaute pas, mais semble plutôt se déplacer sous les doigts qui le palpent pour reprendre lentement sa situation première, ce qui indique une rigidité générale moins grande. La tension gazeuse intra-colique est diminuée, phénomène qui se traduit par un défaut de rénitence grâce auquel l'organe se laisse isoler et écraser avec une plus grande facilité. La persistance d'un certain degré d'élasticité nous permet enfin de conclure que l'intestin, pour être sur la voie de l'affaissement, n'en a encore franchi que les premières étapes. Dans sa portion ascendante, le colon offre toujours les caractères d'une ampoule allongée, gargouillante, plus rarement crépitante ; dans sa portion transverse toujours difficile à percevoir, du moins chez l'homme, ceux d'un cordon aux reliefs indécis, en raison même de sa mollesse ; dans sa portion descendante, ceux d'un cordon nettement isolable, dont le contenu est formé tantôt par des matières semi-consistantes et des gaz, tantôt par des scybales molles réunies en masse homogène ou accolées en chapelet.

Le colon, à cette phase de la dyspepsie, mérite donc d'une façon plus spéciale le nom de colon mou, sensation que ne sauraient nous donner au même degré ni le colon rigide et tendu de la phase de compensation vraie, ni le gros colon de la période de stase, ni les colons affaissés et vides dont nous parlerons tout à l'heure. La diminution du calibre de l'intestin est, avec la mollesse, un des caractères les plus importants ; elle est souvent très accusée même chez les Forts à une phase avancée de la période d'état. Nous savons que la diminution du volume du ventre est, pour eux, avec la diminution de la tension abdominale, un des premiers signes de la déchéance digestive. Le volume du colon suit une évolution parallèle, ce qu'il est du reste très facile de comprendre ; et c'est toujours un phénomène curieux à constater que l'existence, chez des individus d'aspect extérieur robuste, larges d'épaule et de poitrine, d'un gros intestin sans rénitence et dont les dimensions au niveau du réservoir cœcal atteignent à peine l'épaisseur de deux doigts accolés. Mais c'est surtout chez les Faibles que le colon offre le calibre le plus restreint; il n'est pas rare de trouver chez eux un colon ascendant du volume du pouce, et l'S iliaque sous l'aspect d'un petit cordon mou de l'épaisseur d'un porte-plume.

En résumé, colon arrondi, très réduit de calibre, mou, c'est-à-dire sans rénitence, gardant encore un certain degré d'élasticité, gargouillant ou à grosses crépitations, tel est le colon du dyspeptique à la période d'état, bien différent du colon volumineux de la stase simple, tendu, rénitent, roulant sous la main, avec son contenu pâteux, et ses crépitations à bulles fines et sèches. Cette période est celle du ventre mou, de la compensation intermittente. Si les troubles subjectifs étaient précédemment silencieux, ils se manifestent maintenant avec une plus grande intensité ; c'est la période des désordres fonctionnels, c'est celle où le malade se plaint, souffre, assiège les cabinets de consultation, nous sommes en présence, en ce moment, du véritable dyspeptique.

3° A mesure que l'épuisement digestif progresse, le colon, dont le calibre tend à se réduire de plus en plus, perd la forme cylindrique qu'il avait conservée jusqu'alors en dehors de courts épisodes subaigus, et s'affaisse peu à peu. Nous avons alors le colon flaccide, affaissé, vide, plat ou rubané, états anatomiques distincts qui représentent des degrés de plus en plus accentués dans la voie de l'atonie et de l'épuisement. Dans le colon flaccide, la tension gazeuse et par suite la rénitence sont réduites à leur minimum ; l'élasticité a disparu à son tour ; l'organe donne la sensation, suivant les points où on le considère, tantôt d'une ampoule, tantôt d'un cordon a demi dégonflé, dont les parois se plissent, se rident sous la main. Dans le colon affaissé, toute trace de la forme

primitivement cylindrique de l'organe a disparu ; nous sommes
en présence d'un boyau étalé, gargouillant, dans lequel la palpation fait circuler des résidus stercoraux de consistance variable,
et qui donne l'impression d'une misère physiologique extrème.
Le calibre du gros intestin est alors réduit à des proportions
invraisemblables : c'est bien là la vraie sténose molle, dont les
caractères vont encore s'accentuer. Parfois, en effet, le contenu
de l'intestin n'est plus formé que par quelques matières liquides
ou semi-molles ; le colon semble vide ; un degré de plus et nous
avons le colon plat, rubané qui n'est plus constitué que par deux
parois molles adossées, collées contre la paroi postérieure de
l'abdomen et que la palpation fait glisser l'une sur l'autre. Cette
misère anatomo-physiologique du colon peut atteindre un degré
plus extrême et rien n'est plus capable de susciter l'étonnement
que ces cas où le colon est réduit, dans un ventre d'une hypotension excessive, à des reliefs à peine distincts çà et là, dans lesquels semble n'exister aucune lumière centrale, ou bien à de
petits plis mobilisables que souvent même l'on ne discernerait pas
sans les petits gargouillements qui en trahissent la présence. Quelle
étape parcourue depuis le gros colon de la période de stase! et
combien on a lieu d'être surpris que des phénomènes aussi grossiers et d'un intérêt si évident, puissent passer inaperçus ou n'é-
veiller dans l'esprit du médecin aucun sentiment de curiosité (1) !

Le gros intestin ne présente pas toujours sur toute son étendue
le même degré d'atonie ; parfois le réservoir cœcal offre l'aspect
d'une ampoule à peine flaccide alors que l'on trouve l'S iliaque
vide et complètement affaissée ; dans d'autres cas, au contraire,
l'affaissement est complet dans les premiers segments, le colon
descendant se présente à l'état de cordon arrondi et mou. Il

____

(1) On voit sous combien d'aspects anatomiques divers le colon peut se présenter, et nous n'avons cependant pas encore parlé des colons en état de spasme.
On peut donc s'étonner à bon droit de voir M. Glénard englober sous le nom
général d'entérosténose des variétés objectives si distinctes et dont chacune a sa
signification.

est des circonstances où la présence de scybales vient masquer
l'atonie de l'organe en lui conservant sa forme cylindrique. On
trouve, en effet, chez de vieux dyspeptiques, un cordon étroit, de
consistance sèche, comme racorni, extrêmement mobile, flottant
pour ainsi dire ; sa cavité est bourrée de petites scybales dures
qui lui donnent l'aspect d'un chapelet ; l'impression générale est
celle d'un organe inerte et comme mort. Cette forme anatomique
de colon est propre à la phase de déchéance ; elle ne s'observe
que dans les ventres flaccides ou vides.

Nous avons envisagé d'une façon isolée l'évolution fonctionnelle
du colon ; nous avons dû, pour suivre le plan didactique que nous
nous sommes imposé, recourir à une sorte de dissociation toute
artificielle de phénomènes qui sont d'un ordre général et qui néces-
sitent une vue d'ensemble. On comprend facilement en effet, sans
qu'il soit nécessaire d'insister, que l'atonie n'évolue pas d'une façon
isolée dans le gros intestin, mais bien simultanément dans tous
les segments de l'appareil digestif. Nous retrouvons, en faisant
l'histoire du colon, les mêmes étapes, les mêmes phases que nous
avons signalées en étudiant la forme du ventre, en étudiant la tension
abdominale et que nous retrouverons encore en étudiant l'estomac.
Nous savons que certaines conditions (maladies aiguës, surmenage,
grossesses, émotions morales, etc...), en déterminant une brusque
et profonde aggravation de l'affaissement digestif, peuvent précipiter le dénouement et la déchéance ; de même qu'on peut voir
sous l'influence de circonstances favorables, changement des conditions sociales ou hygiéniques, etc., la tonicité gastro-intestinale se
réveiller et l'état général devenir meilleur. Toutes ces influences
se traduisent par des modifications dans l'état de la tension abdominale ; elles ont également leur répercussion sur l'état objectif
du colon que l'on voit souvent, dans les circonstances favorables,
se modifier d'une façon aussi heureuse qu'inattendue. C'est que
le tube digestif a souvent en réserve des ressources et des
forces latentes que ne permettent pas toujours de soupçonner les

seules données fournies par la palpation de l'abdomen. Pour réunir tous les éléments d'un pronostic, il faut considérer, outre le degré de mollesse, d'affaissement et surtout de sténose du colon, l'âge du sujet, la marche de la maladie, la gravité des causes médiates ou immédiates qui en ont provoqué l'éclosion : c'est ainsi que l'atonie qui suit les maladies aiguës, les grossesses, est le plus ordinairement passagère ou susceptible de régression. Parmi toutes les modifications de tension, d'élasticité, de calibre qui viennent déceler le retour d'un fonctionnement plus satisfaisant du gros intestin, les plus intéressantes, et en même temps les plus profitables à l'instruction du médecin, sont celles qu'il voit se produire sous ses yeux, pour ainsi dire, grâce au traitement inspiré et imposé par la palpation systématique de l'abdomen. Il est des dyspeptiques qui se présentent à nous avec les signes de l'atonie colique la plus extrême : colon étroit, affaissé, vide. Il faut avoir vu les résultats surprenants obtenus dans ces cas avec les seules ressources de l'hygiène alimentaire ; il faut avoir vu, dans ces ventres éteints, l'activité physiologique se réveiller progressivement, le colon renaître de son engourdissement, ses contours se dessiner peu à peu, la tension gazeuse générale s'accroître, la vie, en un mot, jaillir de ces tubes digestifs languissants, comme la flamme d'un amas de cendres, et parallèlement aux modifications objectives, les troubles fonctionnels s'amender ou disparaître, l'état général du malade se relever, pour rester convaincu non seulement que les formes anatomiques que nous avons passées en revue correspondent à des formes cliniques vraies et non à des types individuels, mais encore que ces formes anatomiques constituent les étapes successives de l'évolution fonctionnelle du colon dans la voie de la vieillesse ou de la maladie.

VI

Dans le cours de l'atonie chronique, l'état objectif du colon subit des modifications accidentelles, véritables épisodes morbides, mais d'importance secondaire dans la marche générale de la maladie, dont l'atonie constitue toujours le substratum anatomique et clinique fondamental.

Parmi ces modifications, les plus importantes, et en même temps les plus dignes d'attention, sont celles qui se produisent sous l'influence du spasme ; elles se traduisent par un état de dureté du colon bien spéciale et d'intensité très variable. Au point de vue de leur durée, ces modifications sont passagères ou permanentes, suivant que le spasme qui les engendre est lui-même momentané ou durable. Le spasme passager, lorsqu'il est possible de le constater sur le malade, offre ceci de particulièrement intéressant et instructif pour le débutant, qu'il lui permet de saisir admirablement les variations objectives du colon les plus nettement différenciées. C'est ainsi qu'on peut voir pendant la palpation le colon se durcir, son volume se réduire, ses contours s'accuser ; l'organe tout à l'heure mou, gargouillant, aux reliefs indécis ou bien irrégulièrement ampullaire ou cylindrique, s'est transformé en un cordon lisse, uniforme, régulier et dur, et dans lequel aucune crépitation ne peut être provoquée. Cet état se prolonge pendant quelques instants, puis, le spasme cessant, le colon reprend sa flaccidité antérieure.

Ces intestins irritables, passant avec la plus grande mobilité et sous l'influence de causes inappréciables, du spasme à l'atonie, de l'atonie au spasme, ne sont pas toujours des intestins très affaissés ou très mous. Il est des malades chez lesquels les troubles fonctionnels, également mobiles et intenses, semblent défier toute description ; chez eux, les écarts de régime les plus insignifiants se font sentir avec la dernière rigueur ; les drogues à dose infinitésimale déterminent des réactions parfois très violentes ; tel aliment pris parmi les plus indifférents, c'est-à-dire parmi ceux dont les propriétés excito-motrices semblent faibles, provoque des malaises pénibles, aigreurs, brûlures dans le ventre, sensation de froid ou de chaud dans l'estomac, alors que tel autre dont la nature semble la même est parfaitement bien supporté. Ces mêmes malades se plaignent sans cesse de phénomènes extrêmement pénibles, dont ils voient varier d'un jour à l'autre, parfois dans l'espace de quelques heures, la nature et le siège : douleurs entre les épaules, passant des épaules à la nuque, pour se localiser ensuite autour des orbites, et se fixer plus tard dans les membres ; torpeur soudaine, impuissance intellectuelle, énervement général de courte durée, sensations douloureuses ou mouvements spasmodiques des extrémités, etc., etc. Il serait aussi fastidieux qu'inutile d'énumérer tous les malaises que peut accumuler un même individu. A en juger uniquement d'après ce tableau lamentable, on serait tenté de croire qu'un état objectif grave ou tout au moins très compliqué répond à cette luxuriante et désespérante phénoménologie. Il peut arriver au contraire que la tonicité digestive soit loin de la déchéance ; on a affaire à des tubes digestifs momentanément et passagèrement inhibés, à des tubes digestifs faibles, et par cela même irritables. Tous ces malaises, qui désespèrent le malade et le médecin, sont le résultat de spasmes passagers dont on peut saisir la réalité en palpant le colon, spasmes qu'un système nerveux général exceptionnellement impressionnable enregistre sous la forme de troubles fonctionnels les plus inattendus. Que ces malades soient des névropathes, — il serait plus juste de dire des nerveux, — la chose ne fait aucun doute ; mais il est certain également que les manifestations de leur névropathie sont le résultat des variations pathologiques de leur tonicité gastro-intestinale.

Les spasmes prolongés du colon s'observent pendant la période d'état de la dyspepsie, période à laquelle on peut donner le nom de période de compensation intermittente. Il semble, en effet, que tant que le tube digestif conserve une force suffisante, le spasme ne puisse s'y installer d'une façon durable, et que, d'autre part, à la phase ultime de la maladie, à la période de déchéance,

la fibre musculaire ne soit plus à la hauteur d'un effort spasmodique capable de modifier la forme anatomique du gros intestin.

Le colon en état de spasme se présente sous la forme d'un cordon lisse, régulier, uniformément dur, et d'un calibre variable, mais
toujours plus petit qu'à l'état normal. La dureté du colon est souvent extrême ; on a la sensation d'un cordon plein, homogène, de la
consistance d'un tuyau de pipe ou d'une tige de métal ; dans les cas
où la dureté est moins prononcée, dans les états spasmodiques peu
intenses, le colon, toujours régulier et lisse, garde un certain degré
de dépressibilité qui laisse deviner, sous la paroi contractée,
l'existence d'une lumière centrale et d'un contenu plus malléable.
Quant au degré de sténose, il est toujours plus ou moins prononcé et proportionné à l'état de sténose molle antérieure. La sténose peut atteindre à des degrés invraisemblables ; il n'est pas
rare de trouver le colon descendant réduit au volume d'un porte-
plume ou d'un fil de fer épais. Cet état de dureté a quelque chose
de bien spécial qui ne permet pas d'en méconnaître la nature.
Qu'il s'agisse bien là d'un phénomène spasmodique, le fait ne peut
être mis en doute ; on ne saurait penser à une altération pathologique de la paroi, à de l'inflammation chronique, par exemple, ou
à de la sclérose. On peut voir en effet, dans maintes circonstances,
un segment du colon recouvrer les caractères d'une corde molle,
après avoir présenté à un examen antérieur la consistance d'un
tuyau de pipe.

La sténose spasmodique s'observe avec ses caractères les plus
francs, au niveau de l'anse transverse et du colon descendant ;
parfois elle est limitée à l'un ou à l'autre de ces segments ; dans
d'autres cas elle est plus généralisée et le gros intestin peut être
suivi sur une grande partie de sa longueur, souvent ptosé et décrivant des sinuosités étendues que l'on ne soupçonnerait pas,
sans la dureté qui en dessine admirablement le trajet. Le cœcum
conserve habituellement ses caractères d'ampoule collectrice des

résidus de la digestion du grêle, de réservoir où ces résidus subissent les premières transformations en fèces ; il peut être réduit de calibre, mais il est ampullaire et crépitant ou gargouillant. Dans d'autres cas, au contraire, et ces cas impliquent toujours une gravité particulière de la maladie, le cœcum et le colon ascendant se présentent eux-mêmes sous la forme d'un cordon du volume du pouce, en état de dureté spasmodique et le gros intestin, d'une extrémité à l'autre de son trajet, n'offre plus aucune différenciation de ses segments. Nous répétons que cette généralisation de la sténose et des spasmes à tout le colon est l'indice d'une dyspepsie très ancienne et toujours grave. Cet état de contracture généralisée caractérise le colon de l'entérite pseudo-membraneuse.

Nous avons envisagé jusqu'ici le spasme simple, indépendant de toute complication qui puisse en modifier les caractères ; le segment colique jouit, dans ces cas, d'une certaine mobilité, grâce à laquelle on peut le déplacer dans son sens transversal. Mais à l'élément spasmodique se joint parfois un degré notable de rigidité ; le segment colique apparaît alors comme une corde fortement tendue à ses deux extrémités, et fixée dans sa situation comme la corde d'un instrument sur le chevalet ; il est alors ordinairement plus superficiel, souvent à fleur de peau. Dureté et rigidité sont donc deux éléments distincts et indépendants l'un de l'autre, qui peuvent se trouver isolés ou réunis sur un même point du gros intestin. Le premier indique un état de contracture de la fibre digestive ; le second, une tension exagérée des gaz dans la cavité du colon. Nous retrouvons donc ici, associé au spasme, l'état de tension que nous avons signalé une première fois au début de l'évolution fonctionnelle du colon.

La dureté n'est pas un signe exclusif de spasme ; elle se retrouve également dans le colon *ligneux*, mais avec quelques caractères concomitants particuliers qui permettent de différencier les deux états. Si le colon ligneux est dur, il est en même temps irrégulier, bosselé ; il donne l'impression d'un bois noueux. Il est facile de reconnaître en outre que la dureté est due non à une contracture de l'organe, mais à une accumulation de scybales tassées les unes contre les autres, sur lesquelles la paroi de l'intestin est comme mobilisable. L'état ligneux indique une *inertie* profonde du colon. Il peut être généralisé à tout le gros intestin ; c'est dans ces cas qu'il acquiert sa signification la plus précise.

Tous ces colons, mous ou durs, flaccides ou ligneux, atones ou en état de spasme, sont parfois *très sensibles* à la palpation. C'est encore là un fait généralement ignoré. Il faut savoir que la simple mobilisation d'une anse du gros intestin éveille fréquemment, localement ou à distance, des douleurs excessivement vives qui peuvent s'irradier jusque vers les lombes, les seins ou la partie postérieure du thorax.

CHAPITRE VII

L'EXPLORATION DE L'ESTOMAC

En abordant cette étude, il est à peine besoin de rappeler au lecteur qu'il n'y trouvera pas les éléments d'une nosologie spéciale à l'estomac, et que les notions dont nous avons jusqu'ici fait l'acquisition visant le tube digestif tout entier et non pas seulement l'un de ses segments, nous devons nous borner à en faire l'application à la cavité gastrique. Certes, nous avons à tenir compte des particularités anatomiques et physiologiques propres à l'estomac. Son volume, la puissance de ses tuniques musculaires, son rôle de réservoir, sa situation à l'entrée du tractus digestif lui assignent dans les actes mécaniques de la digestion une part prépondérante. Les variations de la tonicité digestive s'y révèlent, soit par la percussion, soit par la palpation, d'une façon tout à fait spéciale ; il est souvent le siège de phénomènes spasmodiques qui, par leur allure bruyante, accaparent la scène symptomatique au point de masquer les troubles fonctionnels des autres parties du tube digestif et de dérouter l'observateur. Mais nous ne devons pas oublier que l'estomac ne constitue pas un segment tout à fait indépendant, ayant son autonomie absolue, et ne réagissant que pour son propre compte. Le tube digestif est, dans son ensemble, un appareil unique dont tous les segments sont solidaires les uns des autres : il ne peut être frappé dans la vitalité d'une de ses parties, sans que la vitalité de toutes les autres parties ne soit du même coup compromise.

C'est pour avoir méconnu la vérité de cette conception que l'on accorde généralement une si grande importance à des faits de détail, que l'on se contente, pour catégoriser un malade, dans tel cas de la distension de l'estomac, dans tel autre de la perversion des sécrétions gastriques, dans un troisième cas d'une ptose, ou de la sténose ou d'une inflammation du colon ; que l'on en arrive en un mot, à considérer comme autant d'entités morbides, de simples particularités locales, relevant d'un syndrome dont la nature est des plus complexes. S'il existe des troubles de la fonction digestive, il n'y a pas à proprement parler de maladies de l'estomac. Les affections que l'on désigne habituellement sous cette dénomination doivent être considérées soit comme les manifestations locales d'un désordre généralisé à tout l'appareil gastro-intestinal (groupe des dyspepsies classiques), soit comme des complications, précoces ou tardives, d'un état digestif plus ou moins ancien, et au début purement fonctionnel (gastrite, ulcère, cancer). C'est ainsi que les troubles de l'estomac qui, dans les livres classiques, occupent une place prépondérante, doivent être relégués au second plan, ou tout au moins marcher de pair avec un grand nombre d'autres troubles de la sphère digestive qui les complètent et leur donnent leur vraie signification.

Les notions que nous possédons sur l'anatomie descriptive et l'anatomie topographique de l'estomac ne sont pas toutes d'une précision absolument rigoureuse. Quels sont, à l'état normal, le volume, la situation, la direction, les rapports de l'estomac? A quelle région de l'abdomen correspondent ses limites supérieure et inférieure? Quel est son degré physiologique de mobilité? Jusqu'à quel point peut-il se déplacer et se distendre, sans que l'on soit en droit d'invoquer un état pathologique? Ce sont là autant de questions auxquelles on ne peut répondre que d'une façon approximative. Il est certain que les dispositions individuelles font varier dans des limites assez larges l'aspect morphologique et la statique de l'estomac. De plus l'intégrité des voies digestives est rare, nouveau motif pour qu'il ne soit pas toujours aisé de fixer où finit l'état physiologique et où commence l'état morbide; il est probable que ni les recherches anatomiques, ni les procédés d'examen sur le vivant, ne permettront de résoudre le problème d'une façon précise. Mais ce qui constitue pour l'anatomiste un fait d'une certaine importance, n'est parfois qu'une subtilité pour le médecin. Nous estimons que les notions anatomo-physiologiques suivantes peuvent suffire dans la pratique, et servir de point de départ à l'observation clinique.

I

L'estomac occupe la plus grande partie de l'hypocondre gauche et de l'épigastre; sa direction est à peu près horizontale et transversale. Il est maintenu dans cette situation par sa continuité avec l'œsophage qui adhère lui-même d'une façon assez intime à son orifice diaphragmatique, par l'épiploon gastro-hépatique et par un autre repli péritonéal qui s'étend de la grosse tubérosité à la face interne de la rate. Un ligament spécial, décrit pour la première fois par Glénard, le ligament pylori-colique, réunit la portion prépylorique de l'estomac à la partie moyenne de l'anse transverse du colon qu'il est destiné à fixer dans sa position. Le rôle

que joue ce ligament dans les déplacements du ventricule gastrique nous paraît bien établi, mais nous ne croyons pas que ses tiraillements puissent apporter à la régularité de la mécanique
digestive un obstacle bien sérieux.

La limite supérieure de l'estomac répond à une ligne passant immédiatement au-dessous de l'appendice xyphoïde et se
dirigeant horizontalement à gauche vers le septième espace intercostal ; à la partie externe du thorax, elle se relève légèrement
dans la direction du creux axillaire. Cette limite supérieure ne
correspond pas exactement à la petite courbure de l'organe, car
celle-ci est recouverte en partie par le lobe gauche du foie. Chez
un certain nombre d'individus, la sonorité gastrique n'apparaît,
au niveau de la ligne médiane, qu'à quelques centimètres au-dessous de l'appendice xyphoïde, soit que le foie recouvre une plus
grande partie de la petite tubérosité, soit que l'estomac soit un peu
plus oblique en bas et en dedans. Si l'on a réussi à reconnaître
cette dernière disposition, on peut se demander si elle répond à
la situation normale de l'estomac, ou si celui-ci a subi un léger
degré d'abaissement ; nous inclinons généralement vers cette dernière hypothèse.

La limite inférieure, difficilement perceptible, surtout après les
repas, chez les sujets dont la tension abdominale est bonne, varie
évidemment suivant l'état de distension ou de vacuité de la cavité
gastrique. D'une façon générale, nous considérons comme un fait
anormal qu'elle se maintienne, plusieurs heures après le repas,
dans le voisinage de la ligne sus-ombilicale ; il nous a toujours
paru qu'elle répond, dans la grande majorité des cas, à une ligne
s'étendant du milieu de l'espace xyphoïdo-ombilical au rebord
des fausses-côtes. Ce n'est là, du reste, qu'une donnée approximative. Toutes ces lignes fictives, auxquelles on a recours pour
fixer les limites de l'estomac, sont passibles des mêmes causes d'erreur. La distance qui sépare l'appendice xyphoïde de l'ombilic n'est
pas invariable ; l'extrémité inférieure du sternum peut être très

longue, l'ombilic est très souvent abaissé. De plus, certains individus ont un long thorax et un ventre ramassé ; d'autres un abdomen allongé et un buste court ; ce sont là, on le conçoit, autant de
dispositions anatomiques qui peuvent faire varier la situation des
points de repaire.

Une notable partie de l'estomac est donc dissimulée sous la
paroi thoracique et par conséquent inaccessible à la palpation. La
portion en rapport avec la paroi abdominale contribue à donner
à la région sus-ombilicale sa forme naturelle, c'est-à-dire celle
d'une surface uniformément arrondie, sans saillie ni dépression,
et se confondant sur toute sa périphérie et sans ligne de démar-
cation avec le reste de la surface du ventre. C'est là une petite
particularité qui n'est pas sans intérêt et qui mérite quelques considérations.

A l'état physiologique, la tension gazeuse est la même, à peu
de chose près, dans tous les segments du tube digestif ; la tension
abdominale générale n'est que la résultante de toutes ces tensions
partielles ; elle se répartit d'une façon uniforme dans toute l'étendue de la cavité de l'abdomen, d'où l'aspect régulièrement ovoïde
du ventre. A l'état pathologique, nous le savons déjà, il n'en est
plus de même ; la tension abdominale devient moins uniforme, et
la surface du ventre réflète plus facilement l'état des tensions locales. Lorsque la tension diminue dans un segment ou dans un
groupe de segments du tube digestif, il en résulte une hypotension localisée et très appréciable au niveau de ces segments. Le lecteur se rappelle que la région de l'hypocondre gauche, par exemple, est très souvent plus dépressible ou plus flaccide que celle de
l'hypocondre droit, et cela en dehors de toute ptose qui pourrait
obscurcir les résultats de la palpation. Il y a là une dérogation
apparente aux lois de l'équilibre des gaz ; nous disons apparente,
car il est facile de se rendre compte des causes de cette inégalité
de la tension dans les diverses anses digestives. On conçoit que
l'estomac puisse jouir, en raison de son volume, d'une indépen-

dance plus grande que celle d'aucun des autres segments du tube digestif et que la surface de l'abdomen qui lui est sus-jacente reproduise assez fidèlement les variations de la tension intra-ventriculaire. Aussi, avons-nous pu dire avec quelque raison, que c'est l'estomac qui commande la forme de la région épigastrique : l'affaissement de l'épigastre traduit dans une certaine mesure et d'une façon directe l'affaissement de la cavité gastrique, comme sa voussure en traduit la distension ; et ces deux états, affaissement et voussure, sont également, à des degrés divers, l'expression de l'atonie de l'estomac.

A l'état normal, ni la palpation, ni la percussion, ni la succussion ne peuvent nous renseigner sur le contenu de la cavité gastrique. Cette formule catégorique, que nous justifierons plus loin, est en contradiction avec l'idée que quelques auteurs se sont faite d'un signe objectif fréquent, le bruit de clapotage ; nous reviendrons d'ailleurs sur ce point. Chez les sujets sains, la percussion de la région épigastrique donne un son d'une tonalité et d'une intensité moyennes ; tout son grave ou aigu est pour nous l'indice d'un trouble dans le fonctionnement gastrique, d'un défaut de tension et par suite de tonicité des parois digestives. Le son est quelquefois plus intense au niveau de la portion sous-costale de l'estomac qu'au niveau de sa portion abdominale, chez les individus maigres, dont la cage osseuse vibre avec facilité ; l'intensité du son est au contraire plus grande au niveau de l'épigastre, chez les sujets dont le thorax musclé étouffe les vibrations produites par la percussion.

L'obscurité des renseignements fournis par les différents procédés d'examen manuels est donc en quelque sorte la caractéristique d'un estomac dont la tonicité est physiologique. A l'état normal on ne perçoit pas l'estomac, ou du moins on ne le perçoit que d'une façon confuse ; aucun signe particulier ne nous permet de le reconnaître au milieu des autres anses digestives. Toutes les fois que sa personnalité s'affirme, que ce soit par l'apparition d'une zone de sonorité spéciale, de large étendue ou tout au moins nettement circonscrite, que ce soit par l'existence du clapotage, ou bien encore par les déformations que les changements dans son volume ou sa tension impriment à la paroi abdominale, nous pouvons en conclure que nous sommes en présence d'un estomac dont la tonicité est compromise à un degré quelconque. Quant aux causes de cette obscurité des signes objectifs, nous les trouvons réunies dans les conditions organiques et physiques propres à l'estomac normal que nous pouvons définir ainsi, au point de vue fonctionnel : poche contractile sous tension gazeuse suffisante, se dilatant au moment de l'acte fonctionnel pour revenir sur elle-même pendant la phase de déclin de l'éréthisme digestif, mais d'une façon active, par une sorte de retrait progressif, et se présentant toujours, même à l'état de repos, comme une cavité dilatée et sous tension, et non sous la forme d'un sac inerte et affaissé.

Telles sont les quelques notions anatomo-physiologiques élémentaires que nous devons avoir présentes à l'esprit pour aborder avec fruit l'étude des malades.

II

Nous allons successivement passer en revue et discuter les différents symptômes physiques que l'inspection, la percussion et la palpation mettent en évidence ; puis à l'aide des éléments que nous aurons recueillis, nous essayerons de tracer un tableau clinique de l'évolution fonctionnelle de l'estomac chez nos deux groupes de malades, les Forts et les Faibles.

I. L'inspection de la région épigastrique est une étude qui n'est pas dénuée d'intérêt ; nous savons que l'aspect de l'épigastre reproduit assez fidèlement les oscillations de la tonicité et la tension du ventricule. L'épigastre peut être distendu ou affaissé.

a) Dans le premier cas, il se présente sous la forme d'une voussure plus ou moins volumineuse, dont la surface dans les cas extrêmes dépasse de beaucoup le niveau de la cage thoracique. Cette voussure ne reste pas localisée à l'épigastre proprement dit et envahit la totalité de la portion sus-ombilicale de l'abdomen ; le plus souvent même elle se confond avec la distension généralisée caractéristique du ventre en tonneau ; dans ce cas, il est difficile, si l'on ne fait appel à la percussion, de faire la part qui revient dans la voussure sus-ombilicale à la distension de l'estomac, et celle qui peut être mise sur le compte du colon transverse ou de l'intestin grêle. Chez quelques malades, la face antérieure de l'abdomen est traversée au niveau de l'ombilic par un sillon transversal qui partage en deux voussures distinctes, l'une sus-ombilicale plus volumineuse, l'autre sous-ombilicale, la masse dilatée du ventre.

Il en est d'autres chez lesquels la région épigastrique distendue à son maximum et formant une saillie volumineuse, est séparée de la partie sous-ombilicale par une sorte de dépression en coup de hache : l'abdomen inférieur forme par son volume réduit un contraste réel avec le supérieur ; il est aplati dans le sens transversal et dans les cas les plus caractéristiques va s'amincissant en bec de flûte jusque vers le pubis. Cette disposition est surtout manifeste lorsque le malade est debout : la différence de forme et de volume des deux portions de son ventre est alors des plus frappantes. On pourrait supposer qu'il existait une sorte de disproportion dans le degré de résistance des différentes parties du tube digestif, et que le segment supérieur a été seul capable de faire les frais de la compensation musculaire. L'interprétation réelle de ces faits curieux est à la fois moins simple et plus intéressante. Une observation minutieuse montre que les malades dont il est question ont présenté à une époque antérieure et généralement lointaine de leur existence, un épisode d'atonie digestive subaiguë qui a entraîné l'affaissement du tube digestif et par suite du ventre. Pour des raisons diverses, erreurs d'hygiène ou de traitement, cet état d'atonie s'est prolongé pendant des années, le tube digestif ne s'est jamais ressaisi, le malade n'a jamais recouvré son état de santé antérieur ; c'est réellement à cette époque, véritable étape de sa vie pathologique, qu'il fait remonter l'origine des malaises dont il s'est toujours plaint et dont il se plaint encore. Cependant l'appétit, malgré le mauvais état des voies digestives, et au milieu de vicissitudes diverses dont il serait trop long de retracer le tableau, s'est maintenu et s'est même exagéré ; le malade, de constitution vigoureuse, est devenu gros mangeur et gros buveur ; l'estomac s'est distendu petit à petit, au point de remplir une notable partie de la région sus-ombilicale, l'épigastre s'est développé ; quant au reste du tube digestif, sollicité d'une façon moins directe par la masse alimentaire et par les boissons, il est resté ce qu'il était auparavant, affaissé et sans réaction. Evidemment l'estomac ne correspond pas à toute la largeur de la proéminence sus-ombilicale ; mais c'est bien la dilatation de la cavité gastrique qui prend la plus large part à la formation de la voussure, et qui, en refoulant la paroi du ventre, crée autour d'elle une sorte de vide que quelques anses intestinales distendues viennent ensuite combler.

L'estomac saillant est donc l'estomac des Forts à la phase de compensation ; nous étudierons tout à l'heure les modifications de tension qu'il subit avant de s'affaisser d'une façon définitive.

b) L'affaissement de l'épigastre implique, nous le savons, la diminution de la tonicité des tuniques de l'estomac, le défaut de tension gazeuse intra-ventriculaire, et par suite l'affaissement de l'organe. Nous avons montré que l'affaissement de la région épigastrique précède souvent chez les Forts l'affaissement du reste du ventre ; il semble que la lutte ait été plus active au niveau de l'estomac et que par contre l'épuisement s'y montre plus précoce.

Chez les Faibles, l'affaissement sus-ombilical est la règle ; ce sont ces malades qui en présentent le degré le plus accentué, la dépression. Il est ordinairement permanent ; d'autres fois, il fait place, après l'ingestion des aliments, à une distension passagère de la région, véritable ballonnement localisé ; c'est à lui que les malades font allusion lorsqu'ils disent qu'ils ont « l'estomac enflé ». Ces phases de ballonnement post prandium sont parfois remplacées par des périodes de ballonnement d'une durée plus longue, et sans relations évidentes avec l'ingestion des aliments. Cette distension prolongée de l'épigastre est généralement accompagnée d'une sensibilité extrême à la palpation ou à la pression de tout l'espace xyphoïdo-ombilical.

L'inspection nous révèle en outre l'existence, dans certains cas, de contractions péristaltiques de l'estomac très visibles sous la paroi abdominale amincie ; ces contractions donnent l'illusion d'un mouvement ondulatoire, d'une sorte de reptation qui naît du côté de la grosse tubérosité et vient mourir vers le pylore. Nous avons signalé le même phénomène au niveau du colon et des anses de l'intestin grêle ; nous savons qu'il n'implique pas nécessairement un obstacle mécanique, organique ou fonctionnel à la progression du bol ou des résidus alimentaires et qu'en dehors des cas de rétrécissement, nous lui attribuons la signification d'une faiblesse et d'une irritabilité extrêmes du tube digestif ; les malades chez lesquels nous l'avons observé étaient dans un état grave ; leurs voies digestives donnaient l'impression d'un épuisement avancé.

II. Si la sonorité gastrique, chez les sujets dont la tonicité digestive est satisfaisante, présente avec la sonorité générale de l'abdomen des différenciations le plus souvent peu accusées, il n'en est pas de même chez ceux dont les fonctions gastro-intestinales sont en voie de déchéance. Aussi la percussion est-elle un procédé d'examen précieux. Seule ou combinée avec la palpation, elle nous permet de nous rendre un compte suffisamment exact de toutes les modifications anatomiques ou fonctionnelles dont l'estomac est le siège. Elle nous fournit deux ordres de renseignements :

Les uns concernant l'état de la statique de l'estomac, c'est-à-dire sa situation, son volume, ses variations de volume, sa mobilité et ses déplacements ;

Les autres concernant son fonctionnement, l'état de sa tonicité, son degré de vitalité.

1° La percussion nous apprend que les limites supérieure et inférieure de l'estomac sont extrêmement variables, et qu'elles peuvent se déplacer soit simultanément, soit isolément. Quand l'estomac est distendu par le ballonnement, il refoule le diaphragme et le poumon ; la grosse tubérosité remonte jusqu'au niveau du sixième espace intercostal ou de la sixième côte ; chez les emphysémateux, au contraire, la limite supérieure du ventricule est repoussée par l'abaissement du diaphragme jusqu'au rebord des dernières côtes. La limite inférieure peut atteindre et même dépasser l'ombilic ; il n'est même pas rare de voir des malades chez lesquels la grande courbure descend jusqu'à quelques centimètres au-dessus du pubis. Mais la constatation de l'abaissement de la grande courbure ne suffit pas pour permettre de conclure à l'agrandissement de la cavité gastrique, car l'estomac peut avoir subi un déplacement en masse. Ces vastes estomacs qui remplissent la presque totalité du ventre s'observent surtout dans les cas de rétrécissement organique ou de spasme fonctionnel extrême du pylore. En dehors de ces cas spéciaux, l'abaissement extrême de la grande courbure indique toujours un estomac ptosé. Dans ces conditions, la limite supérieure semble plus ou moins refoulée et la sonorité caractéristique sous-mamelonnaire n'apparaît qu'au niveau du rebord costal. En réalité, l'extrémité cardiaque de l'estomac étant fixe, il n'y a pas de ptose totale vraie. C'est la portion prépylorique, le segment le plus mobilisable de l'estomac,

qui seule obéit à l'influence des causes génératrices de la ptose ;
c'est elle seule qui se déplace. Ce déplacement est facile à constater
par la percussion : la sonorité ne se manifeste plus, en effet, sur
la ligne xyphoïdienne, qu'à trois, quatre ou cinq travers de doigt
au-dessous de l'extrémité inférieure du sternum. A mesure que le
petit cul-de-sac de l'estomac descend, entraînant avec lui le pylore,
la direction de l'organe devient de plus en plus oblique ou même
verticale ; la grosse tubérosité, tiraillée par le segment inférieur,
s'efface progressivement, la cavité gastrique prend au niveau de
son segment supérieur une forme cylindrique et rétrécie qui ne
donne plus de sonorité à la percussion, en raison de sa faible
capacité. C'est cette disposition qui donne l'illusion d'un abaissement de la limite supérieure sous-mamelonnaire de l'estomac.
Celui-ci revêt alors l'aspect d'une gourde à long col et à large
ventre, dans lequel s'accumulent les ingesta solides et liquides.
Parfois la limite supérieure sous-mamelonnaire conserve sa situation normale, ou plutôt la grosse tubérosité conserve un volume
suffisant pour que la sonorité sous-thoracique soit reconnaissable ;
seule la limite sous-xyphoïdienne s'est déplacée. Nous avons encore
un estomac oblique ou vertical, mais non rétréci à sa partie supérieure ; l'organe prend alors la forme d'un sablier à col plus ou
moins large, et dont le cul-de-sac prépylorique distendu forme la
loge inférieure.

La situation de la grande courbure ne correspond pas toujours
à la limite de la zone de sonorité uniforme qui caractérise la cavité
gastrique, c'est-à-dire à un changement de tonalité ou d'intensité
du son. La partie inférieure de l'estomac affaissé ne contient
souvent que des liquides en contact direct avec la paroi de l'organe ou séparés de celle-ci par une mince couche de gaz. Le résultat de cette particularité est l'existence d'une zone mate ou peu
sonore qui appartient encore à l'estomac. Nous reviendrons dans
un instant sur cette bitonalité, nous en chercherons la signification et nous montrerons par quel procédé on peut obtenir, dans

ce cas, la notion de la limite inférieure exacte de la cavité gastrique.

L'abaissement de l'estomac n'est donc, en réalité, que l'abaissement de la petite tubérosité; on peut considérer la ptose du colon transverse comme une cause importante de ce déplacement, en raison des tiraillements qui se produisent alors sur la portion prépylorique par l'intermédiaire du ligament pylori-colique. Nous avons, en effet, toujours observé dans les cas d'abaissement de l'estomac la chute de l'anse transverse au-dessous de l'ombilic. Mais les causes vraies et immédiates de la ptose résident toujours dans l'atonie digestive et dans la diminution de la tension abdominale générale, comme nous le verrons plus tard, en étudiant les prolapsus.

Indépendamment de ces déplacements permanents, la percussion nous permet de constater l'existence de déplacements passagers sous l'influence des mouvements respiratoires. Cette influence s'exerce et doit en effet s'exercer même à l'état normal. Pendant l'inspiration, la voûte diaphragmatique s'abaisse et vient prendre un point d'appui sur la masse gastro-intestinale; la cage thoracique s'agrandit dans tous les sens, et l'allongement vertical du poumon, en refoulant les viscères abdominaux, tend à faire disparaître la sonorité de l'espace de Traube, soit en totalité, soit en partie, suivant l'ampleur du mouvement respiratoire. Mais on comprend qu'en raison de la tension abdominale, les effets du refoulement de l'estomac s'épuisent progressivement et s'éteignent avant de s'être fait sentir jusqu'à la limite inférieure de l'organe; en d'autres termes, l'estomac s'aplatit dans le sens transversal aux dépens de sa grosse tubérosité, mais il ne subit pas d'abaissement total. Cette conception théorique est justifiée par l'examen objectif. Chez les sujets dont la tension abdominale est bonne, il est facile de constater le refoulement de la limite supérieure de sonorité gastrique pendant le mouvement d'inspiration, et cela sur un

espace de plusieurs travers de doigt ; il n'est pas si aisé de surprendre un changement quelconque dans la situation de la limite
inférieure, ce qui permet de supposer que le déplacement de
cette dernière est nul ou peu accusé. Lorsque l'estomac est très
distendu par les gaz, les contractions du diaphragme ne se font
qu'avec la plus grande gêne ; l'allongement vertical du poumon
ne s'opère plus avec l'ampleur nécessaire, la respiration devient
insuffisante, d'où dyspnée : c'est l'oppression qui suit les repas
trop copieux. Il est probable que, dans ces cas, on ne doit pas
constater l'abaissement de la limite supérieure de la sonorité
gastrique ; mais nous n'avons jamais eu l'occasion de vérifier ce
fait.

A l'état pathologique, l'influence des mouvements respiratoires
sur le déplacement des viscères, et en particulier de l'estomac,
est des plus prononcée ; grâce à la diminution de la tension du
ventre, toute la masse gastro-intestinale se laisse mobiliser avec
la plus grande facilité, et d'autant plus facilement que la tension
abdominale est plus faible. On constate alors que, pendant l'inspiration, le cul-de-sac inférieur de l'estomac peut descendre
jusqu'à plusieurs travers de doigt au-dessous de la limite qu'il
occupe pendant le repos respiratoire ; ces déplacements sont parfois visibles ; l'estomac forme sous la paroi abdominale amincie
une saillie caractéristique que l'on voit osciller de haut en bas
sous l'influence des mouvements de la respiration. Cependant
lorsque la tension abdominale est très faible ou nulle, dans le
ventre pâteux des états subaigus, par exemple, le déplacement de
l'estomac est insignifiant. On en conçoit la raison : le diaphragme
privé d'un point d'appui qu'une masse viscérale sans consistance
ne peut plus lui offrir, se contracte d'une façon irrégulière, inefficace, et devient incapable d'exercer une action de refoulement
sur le contenu de l'abdomen (1). C'est là, du reste, une loi qui

(1) On trouve là l'explication générale du type costo-respiratoire supérieur, si
fréquent chez la femme.

trouve son application dans tous les cas de ptose viscérale. Cette insuffisance du point d'appui se traduit par une gêne de la respiration, par une dyspnée spéciale dont la nature mérite d'être connue. Certains malades ont bien conscience de l'origine purement abdominale de leur oppression, lorsqu'ils disent « que leur souffle s'arrête en route, et qu'ils ne peuvent aller le chercher jusqu'au fond du ventre ».

Les déplacements et la mobilité anormale du ventricule gastrique, et, d'une façon générale, toutes les variétés de dislocation viscérale, s'observent chez des individus malades depuis de longues années et dont la mécanique digestive est forcée. La fréquence des désordres de la statique de l'estomac chez la femme a conduit quelques auteurs à faire jouer au corset un rôle que, pour notre part, nous estimons trop exclusif. Si les ptoses sont communes dans le sexe féminin, cela tient avant tout à la fragilité toute particulière de l'appareil digestif musculaire et ligamenteux de la femme, et aux causes multiples et variées, directes ou indirectes qui, chez elle, viennent porter atteinte à l'intégrité de la tension abdominale. L'influence du corset a son maximum d'action sur un tube digestif malade.

2° Les renseignements fournis par la percussion sur la statique de l'estomac ont leur intérêt et leur importance; ceux qu'elle donne sur la fonction de cet organe sont autrement précieux. Notre étude sur la sonorité abdominale nous a conduit à quelques principes généraux qu'on nous permettra de rappeler ici ; ils faciliteront l'interprétation des faits qui vont suivre :

α L'état de la tension des gaz contenus dans la cavité abdominale et par conséquent l'état de la tonicité digestive règle les qualités acoustiques des sons de percussion du ventre.

β Avec une tension bonne et une tonicité digestive satisfaisante, le son est peu intense et de tonalité moyenne.

γ Avec une tension et une tonicité digestives faibles, la sonorité est grande et la tonalité plutôt basse.

δ Dans les cas de tonicité faible, le son est d'autant plus intense et d'autant plus grave que la cavité résonnante est plus grande, d'autant plus faible et plus mat que la cavité résonnante est plus affaissée.

ε Lorsque la cavité digestive est moyennement distendue par des gaz sous tension faible, le son de percussion est à la fois grave et sourd. Ces caractères sont l'indice d'un tube digestif sur la voie de l'affaissement.

ζ La tonalité aiguë est l'indice d'un spasme passager du tube digestif.

Rappelons enfin qu'il peut exister des différences normales non pas de tonalité, mais d'intensité de son entre la portion sous thoracique et la portion abdominale proprement dite de l'estomac. La première est quelquefois plus sonore, grâce à la présence du tissu osseux. On sait que le son pulmonaire est assez intense au niveau des parties antérieures de la poitrine, vers les régions parasternales, par exemple, malgré le peu d'épaisseur du parenchyme ; il est même beaucoup plus intense en ces points qu'au niveau de la région sous-épineuse, parce que les os entrent plus facilement en vibration que les masses musculaires. Chez les gens fortement musclés, il est par contre possible de trouver la région épigastrique plus sonore que la région costale, parce que l'épaisseur des parties molles du thorax étouffe les vibrations des bruits de percussion.

La percussion de la cavité gastrique nous offre toutes les variétés de tonalité et d'intensité du son ; ce qui équivaut à dire que la tonicité des parois de l'estomac peut subir des oscillations nombreuses.

a) Chez les Forts, à la période de compensation vraie, lorsque la distension de l'estomac est déjà assez considérable pour former une voussure appréciable, la sonorité gastrique est faible, et de tonalité plutôt élevée, grâce au degré de tension notable que les gaz peuvent acquérir dans le ventricule avec l'aide de la paroi abdominale. Plus tard, lorsque la compensation commence à fléchir, l'épigastre restant cependant toujours saillant, mais moins rénitent, le son devient à la fois plus intense et de tonalité plutôt basse : ce sont là les caractères d'une cavité vaste, distendue, mais sous tension déjà faible, c'est-à-dire d'une tonicité déjà insuffisante. Si la résistance des tuniques de l'estomac était physiologique, l'organe ne se laisserait pas distendre passivement par les gaz, se resserrerait au contraire avec énergie sur son contenu, et donnerait un son à la fois plus élevé et moins tympanique.

A partir du moment où la voussure stomacale commence à s'affaisser, l'étude de la sonorité chez les Forts peut se confondre avec celle de la sonorité chez les Faibles et nous pouvons envisager simultanément ces deux groupes de malades.

b) Une tonalité franchement basse avec tympanisme notable est l'indice d'un degré de tonicité digestive déjà plus faible ; elle traduit un certain degré de ballonnement, c'est-à-dire une cavité passive qui ne réagit qu'avec mollesse contre la dilatation des gaz. Plus le ballonnement est accentué, plus le son devient grave, et plus aussi il devient tympanique, c'est-à-dire intense ; dans certains cas, les caractères du son peuvent aller jusqu'à la tonalité caverneuse ou au timbre amphorique. La sonorité amphorique, comme la sonorité caverneuse, indiquent toujours un estomac vaste, sous tension très faible, mais encore distendu ; quant au caractère particulier du timbre qui donne l'amphorisme, peut-être faut-il l'attribuer à la transformation de l'estomac en une cavité close par la fermeture spasmodique de ses orifices pylorique et cardiaque.

c) Nous venons de considérer les cas où, malgré l'insuffisance de la fibre musculaire, l'estomac est encore capable d'entrer en éréthisme, ainsi que le prouve le ballonnement, lequel, nous le savons, n'est compatible qu'avec un certain degré d'activité digestive. Supposons un degré plus accentué de faiblesse gastrique ; supposons une cavité vaste, de tension très faible et dont les tuniques sont peu distendues, sans cependant être affaissées. Dans ces conditions, le son de percussion tout en restant grave ne présente plus les caractères du tympanisme, comme dans l'estomac distendu ; il devient sourd, obscur. Ce n'est pas l'excès de gravité qui produit l'obtusion du son ; c'est la faible distension du ventricule, c'est la flaccidité des parois gastriques qui flottent sur leur contenu à la façon des parois d'une vessie à demi dégonflée. Nous avons là un état bien particulier et bien défini. La sonorité *grave et sourde* est l'indice d'un degré notable d'affaissement de la cavité stomacale ; elle caractérise une étape intermédiaire entre l'atonie avec ballonnement et la parésie extrême avec affaissement.

d) Lorsque l'atonie est très accentuée et l'affaissement considérable, le son de percussion de l'estomac prend les caractères de la *bitonalité*, c'est-à-dire que la région correspondant au ventricule présente deux zones distinctes : l'une supérieure plus étendue, tympanique et de tonalité généralement basse ; l'autre inférieure, plus petite, peu sonore et de tonalité élevée, ou même absolument mate. Voici à quelles conditions physiques correspondent ces signes objectifs. Dans les cas d'atonie extrême, l'estomac s'affaisse ; ses deux parois ne sont plus séparées l'une de l'autre que par une mince atmosphère gazeuse au niveau du cul-de-sac supérieur, et, au niveau du cul-de-sac inférieur, par une couche de liquides et de résidus solides plus ou moins abondants. Si le contact de la paroi antérieure de l'estomac avec la couche liquide est suffisamment intime, nous avons à la percussion une matité absolue ; dans le cas contraire, en raison de la persistance d'une couche de gaz dans le cul-de-sac pylorique, la zone inférieure conserve encore un certain degré de sonorité, mais d'une tonalité toujours plus élevée que celle de la zone supérieure. Dans ces cas il suffit de faire respirer le malade pour annuler les différences de sonorité des deux régions : la matité ou la tonalité élevée du cul-de-sac inférieur disparaît alors et nous n'avons plus qu'une seule surface sonore de tonalité uniformément basse. On comprend facilement la raison de cette modification. Sous l'influence du mouvement d'inspiration, l'estomac comprimé mécaniquement et aplati dans le sens transversal, subit un accroissement passager de sa tension intérieure ; la masse gazeuse qui, à l'état de repos respiratoire, est accumulée toute entière ou presque toute entière à la partie supérieure de l'organe, se répartit d'une façon plus uniforme dans toute la cavité, d'où la mise à l'unisson de la sonorité gastrique. De plus, les liquides de l'estomac également refoulés par la compression se disposent suivant une couche transversale large, ce qui contribue encore à obscurcir et à réduire la surface de matité (1).

L'influence de la respiration, si évidente dans les estomacs affaissés, est nulle ou presque nulle sur le son de percussion de l'estomac dont la tension est faible, mais dont les parois sont encore distendues ; elle s'exerce, au contraire, avec la plus grande netteté sur l'estomac de tension satisfaisante, pour en modifier la sonorité. Dans ce dernier cas on constate que, pendant l'inspiration, la tonalité du son de percussion s'élève : cette modification est due à l'augmentation de la tension gazeuse intra-ventriculaire produite par la compression de l'organe au moment de l'acte inspiratoire.

Si nous avons parlé longuement des modifications de la sonorité gastrique pendant les mouvements de la respiration, c'est qu'il y a un intérêt pratique à les bien connaître, car elles ont des

______

(1) Toutes ces considérations s'appliquent, bien entendu, à l'examen dans la station couchée. Lorsque le malade est debout, il n'en est plus de même ; la sonorité de la région correspondant à l'estomac est extrêmement variable. Nous avons vu, dans quelques cas, l'estomac distendu en forme de gourde allongée et pleine de liquide, se dessiner à la percussion par une zone mate d'une certaine étendue, alors que, dans la station couchée, l'on ne constatait que les caractères de la bitonalité. Nous n'avons, du reste, que peu de documents sur l'examen de l'estomac dans la station debout ; il y a peut-être là toute une source de faits intéressants à mettre en évidence.

relations évidentes et précises avec l'état de la tonicité des tuniques de l'estomac. Nous pouvons résumer ainsi les faits dont la certitude nous est acquise :

Un estomac de sonorité uniforme et dont la tonalité ne se modifie pas pendant l'inspiration est un estomac de tension diminuée, mais non affaissé.

Un estomac de sonorité uniforme dont la tonalité s'élève pendant l'inspiration est un estomac dont la tonicité est meilleure que celle du précédent.

Un estomac bitonal est un estomac de tonicité et de tension très faibles, et de plus dans un état d'affaissement assez prononcé. Le caractère de la bitonalité disparaît pendant l'inspiration.

Nous venons de suivre pas à pas les changements de caractère de la sonorité gastrique; nous avons montré que ces changements marquent les degrés divers de la faiblesse gastrique. Nous n'avons pas parlé de la tonalité aiguë parce qu'elle est la signature d'un accident passager qui peut se manifester à toutes les phases de l'atonie. Nous savons qu'elle traduit le spasme fonctionnel, passager ou durable, des segments digestifs et que le spasme se montre d'autant plus facilement que la faiblesse digestive est plus grande.

Lorsque les voies digestives sont frappées brusquement d'atonie digestive subaiguë (début de la grossesse, refroidissements, états grippiques, fièvres dites catarrho-rhumatismales, etc.), la sonorité gastrique ne se différencie plus de celle du reste du ventre : toute la surface abdominale donne un son uniformément grave et tympanique. Parfois, le tube digestif tout entier semble affaissé ; les flancs, les fosses iliaques sont absolument mates et sans élasticité ; seule, la région épigastrique est sonore sur toute l'étendue correspondant à l'estomac ; la tonalité est alors généralement grave. Il est plus rare de trouver une petite zone de tonalité aiguë indiquant la rétraction spasmodique de la cavité stomacale. Il n'est rien qui puisse, mieux que ces caractères de la sonorité, donner une idée aussi saisissante, aussi matérielle de l'état anatomique du tube digestif, dans ces épisodes subaigus si fréquents et dont la nature réelle échappe à tant d'observateurs.

L'épigastre présente, comme le reste de l'abdomen, le phénomène particulièrement intéressant de la variabilité, d'un moment à l'autre, du son de percussion, variabilité dont nous avons fait la caractéristique des tubes digestifs faibles, irritables, dont la tonicité subit les influences les plus minimes et les traduit par des oscillations de la tension gazeuse. Un malade présente au début de l'examen un petit estomac très sonore et de tonalité aiguë ; tout à coup cette tonalité aiguë disparaît pour faire place à une tonalité plus basse : le spasme de l'estomac vient de se résoudre, soit spontanément, soit sous l'influence du repos horizontal ou de la palpation ; la cavité gastrique s'est relâchée, et ce relâchement se traduit par un changement dans la tonalité du son de percussion qui prend les caractères du son des grandes cavités sous tension faible. Les mêmes causes qui ont fait cesser le spasme peuvent en provoquer de nouveau l'apparition. La vérité est que ces causes agissent d'une façon générale sur le tonus digestif pour le modifier dans un sens ou dans l'autre ; aussi pouvons-nous voir, sous leur influence, l'estomac se ressaisir, et la tonalité aiguë réapparaître (1).

Il est des cas où le rôle de la tension des gaz et de l'état du tonus de la paroi gastrique sur le son de percussion est mis en

----

(1) Nous venons de signaler l'action de la palpation de l'abdomen sur la résolution des phénomènes spasmodiques des segments digestifs ; elle est, en effet, des plus évidentes. On observe parfois des malades qui accusent, pendant l'exploration abdominale, la disparition subite d'un malaise tenace datant parfois de plusieurs semaines ; il s'agit ordinairement d'un point douloureux, d'une sensation de constriction au niveau d'un des coudes du colon. On ne peut expliquer ces faits indiscutables que par la cessation d'un spasme intestinal, sous l'influence de la malaxation ou de la palpation. C'est de cette façon qu'il faut interpréter l'action parfois heureuse du massage abdominal, tout au moins dans certains cas et dans ses effets les plus immédiats.

évidence d'une façon plus suggestive encore. Nous percutons l'estomac d'un malade et nous constatons l'existence d'une petite surface de tonalité aiguë, symbole d'une cavité gastrique de faible dimension et en état de spasme. Un renvoi se produit ; brusquement la paroi de l'estomac se relâche, l'organe se détend, une tonalité basse remplace, sur une large surface, la tonalité aiguë primitive. Ces quelques exemples achèveront de montrer au lecteur tout l'intérêt que présente cette question de la sonorité abdominale, et quels renseignements précieux la percussion peut nous fournir sur l'état de la fonction digestive.

III. Nous abordons maintenant l'étude de la palpation.

Chez les Forts, à la période de compensation, l'épigastre forme une saillie globuleuse qui donne à la palpation une sensation toute particulière de rénitence et d'élasticité. En raison de la moindre épaisseur de la paroi épigastrique, ces caractères sont beaucoup plus nets que sur les autres points du ventre qui est généralement plus épais, et par cela même moins souple et en apparence moins élastique. A mesure que la force digestive fléchit, les progrès de l'atonie se manifestent par des modifications de la tension abdominale, et c'est encore à l'épigastre que ces modifications apparaissent tout d'abord : l'épigastre est toujours saillant, élastique, mais à la façon d'une vessie à demi dégonflée, c'est-à-dire avec une rénitence faible ou même nulle. C'est là le dernier épisode précédant la rupture de la compensation. A partir de ce moment, si l'atonie progresse encore, nous voyons le creux de l'estomac s'affaisser jusqu'au moment où toute la région sus-ombilicale ne forme plus qu'une vaste surface plane flaccide, dépressible, ne donnant qu'à un faible degré la sensation d'élasticité. Alors apparaît avec ses caractères les plus nets ce signe fréquent, le bruit de clapotage, produit par la collision des gaz et des liquides de la cavité gastrique. Chez les Faibles qui ne passent pas par toute cette longue période de résistance digestive, la palpation ne présente qu'un intérêt plus restreint ; elle se résume presque tout entière dans la constatation habituellement très facile du contenu de la cavité gastrique.

Nous serons bref sur la description des procédés au moyen desquels on peut provoquer le bruit de clapotage, procédés décrits pour la première fois par Chomel et que l'on retrouve dans tous les ouvrages classiques. On fait naître le clapotage soit par la succussion du tronc, soit par des pressions brèves et répétées, pratiquées avec l'extrémité des doigts sur la région épigastrique ; lorsque l'estomac est très affaissé, la percussion digitale produit un bruit de claquement qui évoque nettement l'idée de la paroi gastrique plaquée sur une couche de liquide. Nous ne faisons allusion en ce moment qu'aux cas où le phénomène ne s'impose pas de lui-même et nécessite, pour être mis en évidence, une technique spéciale. Très souvent il suffit, pour en provoquer l'apparition, de placer les doigts sur le ventre ou d'imprimer à la paroi de l'abdomen quelques légers mouvements d'oscillation ; on sent, dans ces cas, une large lame liquide venir battre la main placée sur le ventre ; on a la sensation véritable d'un flot qui laisse bien loin derrière lui, comme ampleur et comme netteté, les ondulations des épanchements ascitiques ou pleurétiques. Cette sensation de flot, que nous n'avons vu signalée nulle part, s'obtient également avec une fréquence relative par la succussion du tronc (1).

(1) La première des conditions physiques nécessaires à la production du bruit de clapotage est la présence simultanée de liquides et de gaz dans la cavité gastrique. La production du clapotage que l'on a obtenue dans une anse intestinale complètement distendue par des gaz, sans l'intervention des liquides, n'est qu'un fait expérimental, et aucune expérience, quelque ingénieuse qu'elle soit, quelque concluante qu'elle puisse paraître, ne saurait infirmer un fait clinique dont le tact, l'ouïe et même la vue viennent simultanément affirmer l'existence.

On a parlé de la possibilité de confondre le clapotage de l'estomac avec le gargouillement de l'intestin. C'est là encore une de ces difficultés théoriques dont l'idée germe, loin des malades, dans l'atmosphère recueillie du cabinet de travail. En réalité ces deux phénomènes, bien que procédant des mêmes conditions or-

Le clapotage gastrique est un phénomène extrêmement fréquent;
il le serait davantage encore, si la contraction des muscles abdominaux chez les gens nerveux, l'épaisseur des parois abdominales
chez les obèses, la difficulté de mobiliser complètement le tronc
chez les porteurs de gros ventres, ne constituaient autant d'obstacles à sa mise en évidence. Mais de ce que le bruit de clapotage
est un symptôme commun, il ne s'ensuit pas qu'il soit chez un
certain nombre d'individus un phénomène physiologique. A l'état
normal, chez le sujet sain, on ne doit pas percevoir le clapotage
de l'estomac; nous en connaissons la raison. L'estomac est une
cavité sous tension et la tension intra-ventriculaire constitue ipso
facto un obstacle à la mobilisation du contenu de la poche gastrique; lorsque quelques heures après le repas, la tension s'est
notablement abaissée, l'estomac normal est vide de résidus liquides.
Ce sont là du reste des raisons purement théoriques ; elles sont
de mince valeur en comparaison des faits eux-mêmes, et les faits,
les voici tels que la clinique nous les révèle.

Chez le sujet sain, c'est-à-dire chez celui dont la tension abdominale est normale et présente ses caractères physiologiques
de rénitence et d'élasticité, on ne perçoit jamais le clapotage.
On ne le perçoit pas davantage chez les Forts, à la période de
compensation vraie, c'est-à-dire chez les malades dont l'épigastre globuleux, tendu et rénitent, donne un son élevé et peu
intense. Le clapotement ne commence à se manifester qu'à cette
phase où l'atonie se révèle elle-même par la diminution de la rénitence épigastrique et l'apparition du tympanisme bas ou grave ; la
succussion, plus rarement la palpation, fait naître alors un bruit
de collision sourd, profond, quelquefois amphorique, et ce phénomène devient de plus en plus facile à provoquer à mesure
que l'élasticité de l'estomac diminue, c'est-à-dire à mesure que la
faiblesse digestive s'accentue et que l'organe s'affaisse. C'est parce

ganiques et physiques, n'ont aucun caractère clinique commun, et c'est un pur
exercice de scholastique, que de chercher à en établir le diagnostic différentiel.

que l'estomac est ordinairement faiblement tendu ou affaissé chez les Faibles, que le bruit de clapotage est si fréquent et de constatation si facile chez cette catégorie de malades. Il est très commun chez la femme ; cela ne prouve qu'une chose, c'est que les désordres de la mécanique digestive sont la règle dans le sexe féminin ; si quelque fait peut contredire cette affirmation, ce n'est certes pas la pauvreté de la symptomatologie fonctionnelle.

Le clapotage est donc un phénomène morbide ; il implique toujours un degré plus ou moins accusé d'atonie de l'estomac, et l'évaluation du degré de cette atonie est subordonnée non seulement à l'étendue du clapotage et à la facilité avec laquelle on le perçoit, mais encore aux caractères des autres signes objectifs fournis par les différents procédés d'examen (palpation, inspection, percussion). Toutes les discussions classiques sur le clapotage normal, sur ses limites (ligne de Labbé, ligne de Bouchard) tombent donc d'elles-mêmes. Si nous insistons sur cette question, c'est que nous avons remarqué que dans certains livres classiques elle est résolue d'une façon assez confuse et propre à ne laisser que l'incertitude et le doute dans l'esprit du lecteur. C'est ainsi qu'un auteur, après avoir approuvé Boas qui considère le clapotage gastrique comme un phénomène morbide, trouve, quelques lignes plus loin, également vraisemblable l'opinion d'un autre clinicien pour lequel le caractère du clapotage physiologique est de s'effacer deux heures après l'ingestion des liquides, ou six heures après un repas ordinaire. Il y a même dans cette idée très simpliste que le clapotage physiologique s'observe immédiatement après le repas, une grosse erreur qu'il convient de relever. Nombre de malades qui présentent le bruit de collision de plus en plus manifeste à mesure qu'on les examine plus loin du repas, c'est-à-dire à mesure que l'activité digestive s'éteint, que la tension intra-ventriculaire baisse et que l'estomac a de la tendance à s'affaisser, nombre de ces malades, dis-je, n'offrent aucun signe anormal après l'ingestion des aliments, parce qu'à ce moment la cavité stomacale est dans un état de tension suffisante pour s'opposer à la mise en évidence du phénomène. Les malades chez lesquels on perçoit le clapotage immédiatement après le repas sont précisément ceux dont la tonicité digestive est le plus faible ; ce sont des sujets chez lesquels l'éréthisme qui doit accompagner l'introduction des aliments dans l'estomac est réduit à son minimum et qui, par conséquent, présentent une lenteur anormale dans la mise en train des actes mécaniques de la digestion.

CHAPITRE VIII

L'EXPLORATION DU FOIE. — LES PROLAPSUS VISCÉRAUX.

L'exploration du foie.—I.Insuffisance des procédés classiques.Procédé de M. Glénard; palpation bimanuelle; ses avantages. Procédé applicable aux gros ventres. II. Le rôle du foie en pathologie digestive est secondaire. Mobilité, déformations du foie. Evolution fonctionnelle du foie : Gros foie et petit foie.
Les prolapsus viscéraux. — I. Prolapsus de l'estomac, du colon, du foie, des reins. L'étude des prolapsus viscéraux date de Glénard. — II. Discussion de la doctrine de l'entéroptose. L'entéroptose n'est pas une entité morbide, mais seulement un épisode ou une terminaison de l'atonie des voies digestives.

L'exploration du foie.

I

La méthode classique d'exploration du foie ne donne souvent que des renseignements insuffisants ou inexacts. C'est ainsi que la percussion ne permet pas de limiter d'une façon à peu près certaine le bord inférieur de l'organe, et que, dans maintes circonstances, l'on peut croire, sur la foi de données erronées fournies par la percussion, à l'existence d'un foie normal, alors qu'il s'agit en réalité d'un foie hypertrophié. Quant à la palpation, elle est inutile et ne donne aucune indication lorsque le foie ne dépasse pas le rebord costal ; elle peut en outre être négative, même dans les cas où la glande hépatique a envahi une partie notable de la cavité abdominale proprement dite, parce que le foie est souvent mobile ou même prolabé, que son bord antéro-inférieur plonge dans la profondeur, et qu'en déprimant l'abdomen, la main ne fait que le refouler plus fortement encore dans l'intérieur de la cavité du ventre.

Aussi M. Glénard, qui a bien mis en évidence cette insuffisance des procédés classiques de l'exploration du foie et qui a montré qu'avec ces procédés certaines erreurs même grossières étaient inévitables (confusion de l'élongation du lobe antérieur avec l'hypertrophie ou le rein flottant, impossibilité de diagnostiquer certains cas de cirrhose, de congestion du foie ou de prolapsus viscéraux complexes, etc.), M. Glénard, dis-je, a-t-il préconisé un procédé d'exploration particulier qui est destiné à devenir classique. Voici sur quels principes il est basé.

Pour que la recherche du foie soit fructueuse, dit Glénard, il faut chercher à réaliser, si c'est possible, les conditions suivantes :

1° Faire dépasser au foie le rebord costal, en utilisant les mouvements respiratoires.

2° Le faire saillir sous la paroi abdominale antérieure ou tout au moins le rapprocher de cette paroi, en soulevant avec la main gauche la région lombaire.

3° Donner de la rigidité aux plans contre lesquels le foie pourrait être repoussé pendant la palpation, c'est-à-dire à la fosse lombaire et au diaphragme. La main gauche placée sous les lombes remplit la première indication ; en faisant faire au malade une large inspiration on réalise la seconde.

5° Redresser le bord antérieur du foie, souvent prolabé, en déprimant la masse intestinale sous-jacente au foie, avec la main droite.

5° Palper, sans déprimer ; la main gauche embrassant l'hypocondre, le pouce en avant, celui-ci reste libre pour plonger sous le rebord du foie et le saisir au passage pendant le mouvement d'inspiration.

Le procédé que Glénard recommande et auquel il donne le nom de procédé du pouce ou *palpation bimanuelle* du foie, permet de réaliser simultanément ces différentes conditions ; nous

renvoyons pour la description technique aux publications originales de l'auteur. Il n'est pas douteux que ce procédé constitue
un perfectionnement heureux de l'exploration manuelle du foie,
qu'il permet de compléter utilement les résultats fournis par
l'examen classique, et qu'il donne même des résultats positifs
dans un très grand nombre de cas où les procédés ordinairement
employés ne donnent rien. Nous nous rappelons encore avec quel
étonnement mêlé de satisfaction, après une démonstration pratique de M. Glénard, nous avons pour la première fois fait sauter
le bord de la glande hépatique. Il s'agissait d'une jeune fille de
15 ans, atteinte de tuberculose osseuse, et chez laquelle le procédé du pouce révélait un gros foie qui avait jusqu'alors échappé
à l'examen, et qui était du reste inaccessible à la palpation simple.
Depuis, nous avons en maintes circonstances eu l'occasion de
constater que dans des services hospitaliers, des foies volumineux
passaient inaperçus, soit oubli, soit dédain du procédé si simple
et si pratique de la palpation bimanuelle.

Lorsqu'on a à faire à des sujets obèses ou à des ventres volumineux, ou bien encore à des individus vigoureux dont le tronc
offre une notable épaisseur, le procédé du pouce n'est guère
utilisable, la main gauche ne parvenant pas à embrasser assez
largement l'hypocondre pour que les doigts réunis puissent soulever suffisamment la région lombaire et pour que le pouce puisse
en même temps explorer la région antérieure de l'abdomen. Mais,
dans ces cas, le principe général de la palpation bimanuelle peut
encore trouver son application. Voici comment nous procédons
en pareilles circonstances. De la main gauche posée à plat sous
les lombes nous soulevons le plus fortement possible la région
lombaire, de façon à faire saillir le foie sous la paroi abdominale;
puis avec l'extrémité des doigts de la main droite, nous cherchons
à faire sauter le bord du foie pendant un mouvement d'inspiration. Il est évident que nous n'avons plus là la palpation à trois
mains dont parle Glénard, le pouce de la main gauche jouant

le rôle d'une troisième main, et que les doigts de la main droite
étant à l'affût, cette dernière main ne peut être utilisée pour
déprimer le flanc droit et faire saillir le bord antéro-inférieur du
foie en avant. Les conditions ne semblent donc pas aussi favorables que dans le procédé du pouce, quoiqu'on puisse légitimement
supposer que la main gauche, en soulevant la face postérieure du
foie, relève du même coup, dans une certaine mesure, la face
inférieure et le bord antérieur de l'organe. Malgré son infériorité
peut-être plus apparente que réelle, c'est un procédé qui dans
quelques circonstances peut rendre des services; c'est dans tous
les cas le seul applicable pour les observateurs dont la main est
petite, et lorsqu'il s'agit d'explorer la partie moyenne du bord
antérieur du foie. Ajoutons enfin, pour terminer ces considérations
peut-être un peu longues, que lorsque la main gauche est entiè-
rement libre, on peut soulever plus énergiquement les lombes, et
par suite faire saillir d'autant mieux le foie vers la paroi antérieure de l'abdomen.

II

L'exploration du foie pratiquée de la façon méthodique que
nous venons de décrire nous fournit des renseignements sur la
mobilité de l'organe, sur ses déformations et sur ses altérations
pathologiques proprement dites. Nous reviendrons sur la mobilité
du foie dans la partie de ce chapitre consacré aux prolapsus viscéraux. Quant aux *déformations*, nous estimons qu'il ne faut pas
en faire une question de beaucoup d'importance, et qu'elles ont
trop occupé l'attention des cliniciens.

L'origine des déformations du foie est purement mécanique.

Nous croyons avoir remarqué que ces déformations sont surtout fréquentes chez les individus qui ont eu un gros ventre, chez
les malades en un mot qui ont fait de la compensation musculaire,

qu'elles sont en quelque sorte le résultat de la pression exercée
par la masse intestinale distendue à l'excès sur un foie ordinairement congestionné et plus ou moins volumineux. Ce sont. en
quelque sorte, des empreintes laissées par le tube digestif,
empreintes rendues définitives et ineffaçables par suite de la condensation pathologique du tissu hépatique. Quant aux déformations produites par le corset, nous croyons avec M. Glénard
qu'elles ne peuvent exister que sur des foies déjà malades et ptosés.
Du reste, quel que soit l'intérêt que présente leur étude pathogénique, ces déformations jouent un bien petit rôle dans l'évolution
générale de la maladie et ne sont guère qu'un sujet de curiosité.

En ce qui concerne les altérations morbides du foie, nous
n'avons pas ici à nous arrêter sur celles qui correspondent à la
période organique confirmée, alors que la structure physiologique
de l'organe est profondément bouleversée par les lésions du
stroma conjonctif, des vaisseaux sanguins, des canalicules biliaires
ou du parenchyme glandulaire. En dehors de ces cas qui constituent les épisodes terminaux de sa vie fonctionnelle. le foie
est le siège de poussées congestives qui déterminent des augmentations de volume passagères et susceptibles de régression, et qui se traduisent par ce que nous pourrions appeler le
gros foie fonctionnel. On sait qu'à l'état physiologique le foie
devient pendant la phase active de l'acte digestif le siège d'une
suractivité fonctionnelle qui se manifeste par une augmentation
de la tension sanguine intra-hépatique et probablement aussi par
une légère augmentation du volume de la glande. Il est logique
de supposer que plus les réactions digestives seront intenses, plus
l'hyperémie fonctionnelle du foie sera accentuée ; l'exagération
de l'éréthisme de l'appareil gastro-intestinal retentit sur la glande
hépatique ; la suractivité de la circulation dans les capillaires qui
forment les racines de la veine porte s'étend aux ramuscules qui
vont former les mailles vasculaires intra-lobulaires et au système
porte tout entier. Ce sera donc chez les Forts, à la période de

compensation, que les oscillations du volume du foie présenteront le plus d'amplitude, et ces oscillations d'abord passagères et synchrones aux diverses phases de l'acte digestif pourront aboutir à la longue à un gros foie permanent. *A l'hypertrophie du tube digestif, au gros ventre correspondra alors le gros foie.* C'est, du reste, ce que la clinique la plus élémentaire nous montre chaque jour : aux Forts surtout appartiennent les poussées congestives du côté de la glande hépatique, les stases de la circulation porte et, par suite, de la circulation biliaire, ainsi qu'en viennent témoigner les pesanteurs et les sensations de plénitude de l'hypocondre droit, la teinte subictérique, ocre ou rouillée (sang et bile) des conjonctives, tous phénomènes si fréquents chez cette catégorie de malades. Aux influences d'ordre mécanique viennent se joindre pour produire le gros foie celles d'ordre chimique (résorption au niveau de l'intestin et passage au travers du foie des produits nocifs d'une digestion imparfaite, etc.) ; mais ces influences sont secondaires, les troubles des actes digestifs chimiques impliquant nécessairement un trouble primordial des actes mécaniques.

Ces poussées congestives, ces périodes d'hypermégalie passagère sont plus rares ou moins accentuées chez les Faibles, et dans tous les cas aboutissent moins fréquemment au gros foie. Chez les deux groupes de malades, avec l'épuisement digestif et l'affaissement de l'appareil gastro-intestinal, commence la phase de rétrocession du foie, laquelle aboutit au retour au volume normal ou même au petit foie, à l'atrophie, si toutefois des lésions du parenchyme ou du stroma conjonctif ne sont venues fixer définitivement la glande à une phase quelconque de l'hypermégalie.

On peut donc considérer *deux phases* dans l'évolution fonctionnelle du foie : *phase de congestion*, gros foie, *phase de déchéance*, petit foie. Tout individu ayant fait de la compensation et chez lequel nous voyons le foie diminuer de volume jusqu'à l'atrophie, peut être considéré comme étant dans un état grave.

Tout gros foie est donc destiné à se rapetisser, comme tout gros ventre à s'affaisser ; il est évident que le foie diminuera d'autant moins de volume qu'il aura été plus gros, de même que le tube digestif qui a été très dilaté garde toujours un volume plus ou moins notable et conserve au ventre ses dimensions exagérées. Ces foies peuvent se cirrhoser ; la cirrhose peut surprendre la glande, soit à son stade d'hypertrophie, soit à son stade d'atrophie. Peut-être trouverait-on dans ce fait une des conditions qui pourraient expliquer le caractère tantôt atrophique, tantôt hypertrophique des cirrhoses alcooliques.

Les prolapsus viscéraux.

I

Lorsqu'on pratique l'exploration systématique de l'abdomen, on est parfois frappé de trouver la masse viscérale dans un état de dislocation souvent très prononcé. Nous avons déjà eu l'occasion de signaler les déplacements des différents segments du tube digestif. C'est ainsi que nous avons vu l'estomac abandonner sa situation transversale ou légèrement oblique de haut en bas, pour prendre une direction plus ou moins verticale, le cul-de-sac prépylorique distendu formant une sorte de poche qui descend jusqu'au voisinage et même au-dessous de l'ombilic. C'est ainsi que nous avons cité ces faits où l'on trouve l'anse transverse du colon dans la moitié inférieure de l'abdomen, décrivant autour de l'ombilic un arc concentrique dont le sommet atteint dans les cas extrêmes le voisinage du pubis ; ceux où le coude droit du colon, qui normalement doit occuper l'hypocondre, se révèle dans le flanc droit sous la forme d'une masse empâtée ou crépitante, saisissable entre le pouce placé à la partie antérieure de l'abdomen et les autres doigts réunis sous les lombes, et mobilisable par les mouvements de la respiration. On peut observer des déplacements analogues des reins, surtout du rein droit, du foie et de la rate.

On désigne ordinairement sous le nom de « foie mobile », de « rein mobile », le déplacement total, l'ectopie abdominale de ces viscères. Nous n'avons pas la prétention de proposer et encore moins d'imposer une terminologie nouvelle. Il nous sera cependant permis de signaler la signification que personnellement nous attachons aux termes de mobilité et de ptose. Nous admettons *deux degrés dans le prolapsus* du foie et des reins ; la *mobilité* et la *ptose* ou *déplacement*. Le viscère mobile est celui qui ne manifeste son défaut de fixité que dans les mouvements respiratoires ; le viscère ptosé ou déplacé, ou bien encore prolabé, est celui qui occupe une situation anormale d'une façon constante ; c'est, en un mot, le viscère en ectopie, sur lequel la respiration n'exerce qu'une influence insignifiante ou nulle, ou plutôt qui se révèle à la palpation en dehors de tout mouvement respiratoire. Entre le viscère mobile et le viscère ptosé, il n'y a qu'une question de degré. A l'état normal on ne perçoit aucun signe de mobilité du rein ou du foie ; ces deux organes sont même inaccessibles à la palpation : ce point a été formellement démontré par Glénard.

Cet auteur a, le premier, attiré l'attention d'une façon spéciale sur ces faits de splanchnoptose ; il en a étudié le mécanisme et leur a donné une place dans les cadres de la nosologie. Se basant sur des recherches anatomo-physiologiques originales et qui ont reçu l'approbation des esprits les plus éminents, Glénard a montré que dans le processus général de splanchnoptose, c'est la ptose de l'intestin qui est l'élément essentiel : aussi a-t-il cru devoir donner, pour bien fixer cette notion pathogénique, le nom d'Entéroptose au syndrome constitué par le prolapsus partiel ou total des viscères abdominaux. Il a fait connaître, en outre, un procédé spécial pour la recherche du rein, procédé que nous ne décrirons pas, car il est aujourd'hui classique et connu de tous. C'est depuis les recherches de Glénard que l'on connaît la fréquence des déplacements des reins, et en particulier du rein droit ; mais si l'on veut savoir combien cette fréquence est extrême, il faut pratiquer la palpation le malade étant debout. Les cas sont excessivement nombreux où l'on sent alors tomber dans la main les deux reins qu'une palpation minutieuse n'avait pas permis de reconnaître dans la station couchée, soit à cause d'une hypotension très accusée, soit en raison de l'insuffisance des mouvements respiratoires du malade.

II

Nous ne pouvons pas, dans un livre qui traite de l'exploration de l'abdomen, nous dispenser de formuler notre avis impartial sur l'ensemble des idées que M. Glénard défend avec tant de conviction et de talent. L'appréciation que nous allons donner n'est donc pas un hors-d'œuvre ; elle découle naturellement de tout ce que nous avons appris ; elle a sa raison d'être dans l'interprétation vraie des signes objectifs que nous a révélés l'examen du ventre.

Nous voulons, reprenant une à une toutes les hypothèses sur lesquelles Glénard a édifié sa théorie, montrer qu'elles sont en contradiction avec ce que l'observation des malades nous enseigne : il n'y a pas de relation directe entre l'entéroptose et la dyspepsie mésogastrique, et surtout pas de relation de cause à effet ; la dyspepsie mésogastrique n'est pas le syndrome de l'entéroptose ; ce n'est pas en guérissant l'entéroptose que l'on guérit la dyspepsie mésogastrique. En un mot ni l'étiologie, ni la symptomatologie, ni l'anatomie pathologique, ni le traitement ne justifient l'existence d'une entéroptose entité morbide. Nous estimons d'ailleurs que le moment est mal choisi pour isoler une entité nouvelle, la clinique tendant actuellement à dissocier les vieilles entités morbides classiques qui, pour la plupart, ne sont que des syndrômes essentiellement complexes et variables à l'infini.

1° Glénard distingue une entéroptose primitive et une entéroptose secondaire. La première « succède aux causes qu'on peut incriminer comme ayant pu déterminer une ectopie viscérale » (traumatisme, grossesses). Or, les cas où le traumatisme peut être incriminé comme cause première sont véritablement très rares, et cette forme d'entéroptose reste latente et silencieuse pendant de longues années. On peut dire qu'elle n'a aucune influence sur la dynamique digestive, en raison de la vigueur des sujets chez lesquels se produisent de semblables accidents ; elle ne se révèle qu'au moment de la vieillesse ou de la déchéance de l'organisme. En dehors de ces cas exceptionnels, il ne faut pas croire à l'apparition brusque de l'entéroptose après un traumatisme ou une grossesse. L'observation montre qu'il s'agit de sujets malades depuis de nombreuses années, et dont le tube digestif a derrière lui tout un passé de misères. Lorsqu'on a palpé un certain nombre de ventres, on ne compte plus les jeunes filles ou jeunes femmes n'ayant pas eu d'enfants, qui ont cependant le tube digestif dans un état de dislocation parfois très avancé ; on ne compte plus les entéroptosiques de tout âge et de tout sexe chez lesquels le moindre traumatisme ne peut être invoqué, comme cause du prolapsus de leurs viscères. Dira-t-on qu'on a faire dans ces cas à une entéroptose secondaire? Et d'abord que devons-nous entendre par entéroptose secondaire ? Primitivement M. Glénard désignait sous ce nom l'entéroptose consécutive à l'atonie gastrique ; il a depuis abandonné cette manière de voir qui renfermait cependant une part de la vérité, pour se lancer dans le domaine de conceptions quelque peu métaphysiques. Actuellement, l'entéroptose secondaire est « une maladie de la nutrition analogue aux lithiases et aux diabètes », « comme telle, elle rentre dans le groupe de l'hépatisme. » « La perturbation du foie est le premier anneau de la chaîne pathogénique, anneau intermédiaire entre les maladies de la nutrition d'un côté, de l'autre les causes premières cosmiques ou la transmission héréditaire d'un foie de vulnérabilité anormale. » « La relation qui existe entre l'affection du foie et les maladies de la nutrition, dyspepsies et névropathies, est une relation de cause à effet. C'est l'affection du foie qui cause ces maladies. » « L'entéroptose secondaire est la conséquence directe de la sténose colique produite par la perturbation fonctionnelle du foie. »

Envisager les faits de cette façon, c'est compliquer à plaisir quelque chose de très simple. Pourquoi aller chercher dans le foie l'origine des troubles de la dynamique et de la statique digestives, comme si le tube digestif ne portait pas en lui-même tous les éléments de désordre de son fonctionnement, lui qui, depuis le nourrissage, est sans relâche frappé dans sa vitalité, lui qui subit, de première main et sans contestation possible bien avant le foie, tous les assauts d'une mauvaise hygiène, lait insuffisant ou nocif, alimentation grossière, usage précoce de la viande et du vin, sans parler des drogues inutiles que le nouveau né absorbe dès les premières heures de sa naissance, sous forme d'infusions de pavot, sirops de chicorée ou d'ipéca, tisanes dépuratives, etc.? Et si le moindre doute pouvait subsister sur l'ancienneté et la priorité des accidents qui ont frappé le tube digestif, nous n'aurions qu'à interroger les malades: ils nous diraient, pour la plupart, leur enfance chétive et misérable, les changements successifs de nourrice qu'on a dû leur imposer, les épisodes digestifs aigus ou chroniques qui ont traversé la première période de leur existence, vomissement, lientérie, entérites, diarrhées. Ce n'est certes pas une hypothèse hardie que de localiser dans l'appareil gastro-intestinal la source de toutes ces manifestations morbides ; et si l'étude symptomatique ne suffisait pas pour nous permettre d'affirmer l'apparition précoce des désordres de l'appareil digestif, la palpation nous montrerait jusqu'à l'évidence la réalité objective de ces désordres dans ces ventres de nourrissons, étalés, mous ou dégonflés, pâteux ou vides.

Pour nous, le *primum movens* de la dislocation viscérale réside dans l'atonie digestive chronique et dans la diminution de la tension abdominale qui lui est corrélative. Lorsque la tension abdominale vient à baisser, que se passe-t-il ? Par le fait même de l'augmentation de leur poids spécifique, les viscères abdominaux subissent d'une façon plus directe l'influence de la pesanteur ; de plus, et c'est là l'élément capital, les relations qui existent entre le rôle des ligaments suspenseurs des différents segments de l'appareil digestif et la fonction digestive proprement dite se trouvent perverties. « A l'état normal le péristaltisme des anses gastro-intestinales s'accomplit sans tiraillements de leurs ligaments propres; il y a en quelque sorte, grâce à la tension abdominale, un juste équilibre entre les deux forces en présence, moyens de suspension et tuniques musculaires en état de contraction. En d'autres termes, la statique du tube digestif dépend de ses ligaments, et la dynamique de sa musculature propre. Telles sont les deux composantes de la mécanique digestive. La résultante est le péristaltisme physiologique. Nous avons vu que la dyspepsie est essentiellement constituée par des phénomènes de stase. Il est facile de comprendre que ces stases rompent l'équilibre des deux forces en présence, aux dépens des agents destinés à assurer la statique : à l'état de repos, il y a alors surcharge pour les ligaments suspenseurs des segments qui sont le siège de la stase ; à l'état fonctionnel, les tiraillements ligamenteux augmentent encore du fait même de la fonction ; de plus, les plans musculaires qui ont eu à supporter la surcharge, se trouvant ainsi doués d'une moindre énergie, font appel, nouvelle épreuve pour les ligaments, à la résistance de leurs moyens de fixation pour venir à bout de leur tâche. Cliniquement, toute stase tend à forcer l'organe qui en est le siège en même temps que les agents qui maintiennent cet organe dans sa situation normale. Or la stase prédominante est celle du cœcum : c'est là que l'atonie fait sentir ses premiers effets ; c'est dans cette cavité que s'accumulent de prime abord les résidus de toute digestion ralentie ; c'est le segment du tube digestif dont la dynamique est primitivement troublée. Dès lors il n'est point étonnant que la dislocation abdominale ait son point de départ dans le déplacement du coude droit du colon, dans le relâchement, dans l'étirement du repli péritonéal qui sert de moyen de soutien à l'orifice sous-costal droit. C'est ainsi que s'expliquent tout naturellement la fréquence de l'entéroptose et sa prédilection pour les individus que nous appelons les Faibles, dont la musculature digestive manque de puissance propre et ne peut faire un effort sans mettre à contribution les moyens de fixation. Le traumatisme peut intervenir, le plus souvent pour achever l'œuvre commencée par l'atonie, mais son action est éventuelle et contingente, et doit occuper le second plan dans la pathogénie de la sphanchnoptose... C'est parce que la tension abdominale diminue lentement, insensiblement chez les Forts, que ces malades sont généralement exempts de la splanchnoptose. Elle peut néanmoins se produire chez eux soit à la période d'affaissement abdominal, soit plus rarement avant le début de l'hypertrophie compensatrice, chez les individus adonnés aux travaux manuels, le traumatisme ayant fourni son appoint au bon moment, ou chez les femmes, la grossesse ayant pu tenir lieu de traumatisme (1). »

2° Si de l'étiologie, nous passons à l'étude symptomatologique, que voyons-nous ? Deux sortes de signes, caractéristiques d'après Glénard : les signes de la dyspepsie mésogastrique, les signes de la chute du ventre mis en évidence par l'épreuve de la sangle. Les signes mésogastriques, dit M. Glénard, dépendent des obstacles qu'une suspension vicieuse du tube digestif crée à la progression des aliments. C'est là une conception dont l'origine est vraisemblablement plus théorique que clinique. En réalité, les

____

(1) Sigaud, *Traité des troubles fonctionnels de l'appareil digestif,* pages 66 et 67.

symptômes dits mésogastriques par Glénard (plénitude, pesanteur, constrictions, tiraillements, délabrements, vide, boulimie, etc.) *n'ont aucune relation directe avec la ptose des viscères ;* ils ne sont pas tous de « même nature », ils n'expriment pas tous « un même malaise » ; ce ne sont pas des signes d'une maladie donnée ; ils s'observent chez des malades qui n'ont pas d'entéroptose ; ils ne sont pas en rapport avec le passage des ingesta à travers les orifices de communication des anses digestives dont la perméabilité serait plus ou moins compromise. *Il faut chercher leur origine réelle et les causes de leur apparition dans l'état de la tonicité digestive :* ce sont des symptômes dus les uns aux spasmes, les autres à l'atonie, ou à l'affaissement digestif ; un certain nombre est en relation avec la diminution de la tension abdominale, ainsi que Sigaud et moi l'avons montré dès 1894, ainsi que M. Glénard l'a reconnu lui-même depuis pour quelques-uns de ces symptômes auxquels il donne le nom de « symptômes à sangle ». Nous avons établi, en outre, dans le cours de cet ouvrage, que ces symptômes sont plutôt *en rapport avec les brusques variations d'une tension abdominale insuffisante* qu'avec l'hypotension abdominale proprement dite, et qu'on peut arriver à les supprimer chez un malade dont la tension est habituellement faible, en uniformisant, en régularisant les oscillations de la tonicité digestive. A ce propos, nous ferons encore remarquer que M. Glénard a une conception de l'hypotension abdominale qui n'est pas la nôtre et qui nous paraît insuffisante et erronée. Pour lui, l'hypotension de l'abdomen est, en quelque sorte, un phénomène passif, un simple état cavitaire, un vide engendré par la sténose de l'intestin ; pour nous *l'hypotension est un processus actif* en rapport avec le degré de vitalité du tube digestif, procédant par étapes et s'aggravant à mesure que la tonicité gastro-intestinale devient plus faible.

Pour bien se convaincre de la réalité des relations de la phénoménologie subjective avec les oscillations de la tonicité digestive, il suffit d'observer l'extrême variabilité de cette phénoménologie chez certains malades dont la faiblesse et l'irritabilité digestives sont extrêmes. On voit alors alterner ou se succéder dans le désordre le plus absolu les sensations de vide, les tiraillements, les vertiges, les pesanteurs, les délabrements, les crampes ou serrements de l'épigastre, la faiblesse, l'accablement, le bien-être le plus absolu. Le moment de l'apparition de certains de ces malaises vient encore montrer leur nature réelle ; ce n'est pas leur caractère mésogastrique ou vaporeux, comme le prétend Glénard, qui règle leur apparition rapide ou tardive vis-à-vis de l'ingestion des aliments, mais bien le degré de vitalité du tube digestif. Plus la tonicité digestive est satisfaisante, plus les symptômes sont tardifs ; le délabrement peut apparaître tantôt un quart d'heure, tantôt 2 ou 3 heures après le repas ; il en est de même des tiraillements, des besoins de prendre, des pesanteurs. D'une façon générale, *ces phénomènes se montrent quand l'épuisement digestif est à son apogée ;* et leur relation avec l'état du tonus gastro-intestinal est si évidente que les modifications les plus insignifiantes de ce tonus peuvent les modifier eux-mêmes. Quelques instants de repos horizontal suffisent pour faire disparaître et même pour prévenir le vertige ou les tiraillements ; quelques cuillerées de liquide suppriment une crampe ou le délabrement ; dans les deux cas, la disparition des malaises ne peut s'expliquer que *par le réveil de la tonicité digestive* sous l'influence du repos ou du contact de l'aliment.

Toute la symptomatologie de l'entéroptose a donc sa raison d'être dans un état fonctionnel particulier du tube digestif, et non dans une sorte de gêne mécanique due aux prolapsus viscéraux ; le fait que la plupart des malaises s'atténuent ou disparaissent à la suite de l'application d'une ceinture n'infirme en rien cette manière de voir. Glénard s'est attaché à démontrer que la sangle ne saurait avoir aucune influence sur la ptose rénale ; elle ne modifie pas davantage la statique défectueuse du colon transverse et de l'estomac, et ne peut en aucune façon rendre aux orifices de communication des anses digestives leur perméabilité normale, à supposer que cette perméabilité soit réellement compromise. Par la ceinture, nous agissons sur un élément qui, né de l'atonie digestive, peut retentir à son tour d'une façon fâcheuse sur le tonus gastro-intestinal : nous supprimons une cause accessoire, adjuvante de l'atonie et des spasmes, à savoir les tiraillements exercés par la masse de l'intestin grêle en prolapsus sur les attaches péritonéales des diverses anses digestives. Et dans quelques cas cela peut suffire ; encore le soulagement apporté par la sangle est-il toujours momentané ; nous n'aurons un résultat définitif et réellement satisfaisant que si nous instituons parallèlement le traitement destiné à relever la tonicité digestive. Nous dirons plus : un certain nombre d'entéroptosiques guérissent sans ceinture. Lorsque nous avons à faire à des malades qui peuvent se soigner, prendre le repos nécessaire, suivre les prescriptions hygiéniques indispensables, nous ne conseillons pas la sangle ; et cela surtout chez les jeunes filles, pour lesquelles il y a un intérêt facile à comprendre à ne pas parler de soutenir l'abdomen avec un appareil prothétique.

Reste la question du soulagement éprouvé instantanément par les malades auxquels on vient de poser une sangle. Les heureux effets de la ceinture sont parfois si nettement accusés qu'ils surprennent le patient lui-même : la respiration est plus facile, les forces semblent accrues et le sont en réalité ; les douleurs lombaires et certaines sensations pénibles localisées à l'épigastre (tiraillement, endolorissement), disparaissent ; une sensation indéfinissable de bien-être envahit l'organisme. Tous ces phénomènes s'expliquent très bien par la suppression artificielle du poids d'une masse viscérale parfois énorme, et de tiraillements dont le malade n'a souvent qu'une conscience obscure, tiraillements s'exerçant sur les attaches péritonéales et mésentériques du grêle et accessoirement du colon et de l'estomac. Dans ces cas, l'influence principale revient en effet à la masse de l'intestin grêle ; c'est surtout sur elle, nous pourrions dire c'est presque exclusivement sur elle qu'agit la ceinture ; celle-ci ne modifie que faiblement l'état de prolapsus du rein, du colon et de l'estomac : on ne saurait trop admirer la naïveté de ceux qui espèrent par une pelote spéciale remonter et maintenir le rein dans sa loge. Quoi qu'il en soit *la sensation de bien-être produite par la ceinture n'est pas particulière aux malades atteints d'entéroptose ;* elle est également très accusée chez des sujets dont la tension abdominale est faible ou nulle et qui présentent un ventre affaissé ou vide. La sensation de chute du ventre elle-même n'implique pas seulement un processus passif et purement mécanique de ptose ; elle est en rapport direct *avec la diminution de la tension abdominale :* aussi est-elle souvent passagère comme l'hypotension qui l'a fait naître. Que de malades, après avoir retiré un grand bénéfice de la sangle, arrivent à s'en passer lorsque la tonicité de leur appareil digestif s'est relevée ! Que de femmes à la suite d'une couche qui a triomphé du tonus gastro-intestinal, sont d'abord obligées de soutenir leur ventre prolabé et peuvent au bout de quelques mois ou même de quelques semaines supprimer définitivement leur ceinture ! Qu'ont de commun ces phénomènes *passagers* de sensations de chute du ventre avec des ptoses *irréductibles ?* Suffisent-ils pour justifier l'hypothèse d'une entité morbide ? Enfin il faut savoir que c'est à la phase active des prolapsus viscéraux, dans le cours de cette période souvent fort longue pendant laquelle ils s'installent, que la sangle a son maximum d'efficacité. Plus tard, quand la masse viscérale a atteint les limites extrêmes de son prolapsus, quand la dislocation abdominale est parvenue à son apogée, la ceinture devient souvent inutile ; elle est même parfois nuisible ou mal supportée, et cependant c'est bien dans ces cas que les obstacles mécaniques devraient avoir leur maximum d'action, et qu'il devrait y avoir urgence à supprimer les tiraillements des ligaments suspenseurs de l'appareil gastro-intestinal.

3° La notion de l'entéroptose entité morbide est-elle capable de nous fournir l'explication des différents incidents d'évolution que présente la maladie? Nous permet-elle de suivre les malades? de nous rendre compte des multiples variations de leur état subjectif? Il semble que, pour M. Glénard, l'entéroptose soit une maladie immuable en ce qu'elle a d'essentiel, les troubles digestifs, et que la physionomie ne puisse en être modifiée que par l'adjonction de troubles nerveux secondaires : c'est du moins ce qui résulte logiquement de l'uniformité rigoureuse du traitement : viande, œufs, laxatifs, alcalins. Or, la maladie est essentiellement changeante et mobile ; elle a des phases d'amélioration et d'aggravation. Comment expliquer cette variabilité des troubles subjectifs? Quelle interprétation rationnelle donnerons-nous de ces cas nombreux où, *malgré une dislocation abdominale avancée*, le sujet ne présente aucune manifestation symptomatique appréciable ? Si nous nous bornons à envisager cet incident secondaire, le prolapsus de l'intestin, nous allons nous heurter constamment à des énigmes indéchiffrables. Si, prenant la question de plus haut, nous avons présentes à l'esprit toutes les notions qui se dégagent de la physiologie pathologique du tube digestif, les faits les plus obscurs en apparence vont soudain s'éclairer d'une lumière nouvelle.

Nombre de femmes présentent des prolapsus, avant de devenir enceintes, et n'accusent cependant aucun malaise particulier. Après l'accouchement, leur état s'aggrave subitement et nécessite l'application d'une sangle. Que s'est-il passé? En serons-nous réduits à supposer que leurs viscères abdominaux ont subi un degré de plus de ptose? Non ; la vérité est que la grossesse et l'accouchement ont exercé sur la vitalité de l'appareil gastro-intestinal une influence désastreuse ; le tube digestif qui fonctionnait encore, *malgré une statique défectueuse*, grâce à la persistance d'un état de tonicité encore suffisante et entretenue par des phénomènes quelconques de compensation, le tube digestif, dis-je, affaibli ou inhibé par les suites de couches, va se trouver dès lors au-dessous de sa tâche. Corroborons ces faits par d'autres faits qui les complètent. Voici une femme qui est atteinte de ptoses multiples et dont l'état subjectif est lamentable (faiblesse générale, délabrements, troubles digestifs divers, etc.) ; elle devient enceinte. Immédiatement sa situation s'améliore, les forces reviennent, les serrements, tiraillements d'estomac disparaissent, l'état nerveux se modifie heureusement ; et cela, non pas dès les premiers mois, mais dès les premières semaines, parfois dès les premiers jours, et cette amélioration se poursuit non seulement pendant toute la grossesse, mais pendant toute la période puerpérale *jusques et y compris l'allaitement,* pour disparaître brusquement le jour où la femme cesse de donner le sein : nous en avons des exemples nombreux. Que s'est-il donc passé? Quel rôle jouent les prolapsus viscéraux dans ces phénomènes si curieux et si intéressants? Ce qui s'est passé, nous le savons. Sous l'influence de l'état gestatif, la tonicité digestive s'est ressaisie, une compensation s'est établie, et tous les symptômes antérieurs qui dépendaient *non d'un état de ptose gastro-intestinale, mais de la faiblesse digestive et de l'état spasmodique* qui en est la conséquence ont disparu. Et tous ces symptômes réapparaissent le jour où sous l'influence de la cessation des causes qui entretenaient la compensation, la tonicité digestive vient de nouveau à faiblir. Encore d'autres faits. Cette compensation, loin de se borner à une phase puerpérale, peut se poursuivre efficacement pendant des années. Après chaque accouchement la malade engraisse, son ventre grossit, son état général devient plus florissant. L'activité des fonctions génitales semble être, chez de telles femmes, la condition indispensable au maintien et à la durée des phénomènes de compensation; concevoir, enfanter et nourrir, tel paraît être le secret véritable de leur santé ; et le jour où l'état général devient mauvais, où des symptômes caractéristiques viennent révéler les désordres de la statique et de la dynamique digestives est précisément le jour où disparaissent les causes dont l'influence est si grande sur la genèse et l'aggravation des prolapsus viscéraux : « J'ai cessé de me bien porter le jour où j'ai cessé d'avoir des enfants... Je n'ai jamais eu de malaises quand j'étais enceinte ou nourrice. » Voilà ce que l'on entend répéter à chaque instant par des malades qui ont présenté au plus haut degré, pendant une grande partie de leur existence, le complexus anatomique de l'entéroptose. Que deviennent au milieu de ces incidents d'évolution si caractéristique, que deviennent le prolapsus de l'anse transverse, la ptose rénale, l'abaissement de la portion pylorique de l'estomac? Qui songera, en présence de tels malades, aux tiraillements du ligament pylorique ou du faisceau fibreux mésentérique supérieur? Qui ne saisit la minime importance de ces désordres secondaires, en face de ces phénomènes d'ordre capital, le grossissement du ventre, l'hypertrophie du tube digestif, la suractivité du tonus gastro-intestinal, la compensation en un mot? Combien l'hypermégalie abdominale, gros fait dont M. Glénard ne tient aucun compte, et qui constitue à notre avis un des points les plus importants du livre de Sigaud, est d'un intérêt autrement suggestif et d'un enseignement autrement précieux que les divers types de foies déformés, foies cordés ou en croix de Saint-André ! Nous avons montré comment l'on pouvait arriver à comprendre toutes les étapes franchies successivement par le dyspeptique; nous avons suivi les malades depuis la phase d'hypertrophie du ventre jusqu'à celle de ventre affaissé et de ventre creux; depuis la période d'hypertension apparente jusqu'à la période d'hypotension la plus extrême : ce sont ces faits qui non seulement nous donnent la clef véritable de la mobilité et du déplacement des viscères, mais qui nous éclairent sur l'infinie variété des formes morbides et l'enchaînement souvent inextricable de la phénoménologie subjective.

4° Cette spécificité que nous cherchons en vain dans l'étiologie et la symptomatologie, la trouverons-nous dans l'anatomie pathologique? Pas davantage. Nous avons montré que la splan-

chnoptose ne constitue qu'un incident, un épiphénomène au cours
de l'atonie digestive chronique, et qu'il n'y a pas de relation réelle
entre le prolapsus des viscères et les malaises que présentent les
malades. En ce qui concerne l'état objectif du colon, il est absolument certain que ni le boudin cœcal ni la corde colique transverse
ni le cordon sigmoïdal ne sont des signes spéciaux à la splanchnoptose. Ce que M. Glénard englobe sous le terme général
d'entérosténose cache en réalité *des formes anatomiques multiples
correspondant à des états fonctionnels différents*, dont chacun a
sa signification propre et que l'on peut retrouver indifféremment
chez tous les malades, entéroptosiques ou non, dont les fonctions
digestives sont perverties. La sténose colique est le résultat d'un
processus d'ordre général ; nous savons qu'elle est un des éléments de l'évolution pathologique du colon ; nous l'avons vue
débuter dès les premières phases de l'atonie digestive, précédée
chez quelques malades, les Forts, par une période de dilatation
plus ou moins durable, mais toujours passagère ; nous savons
que le degré de sténose peut varier, chez un même malade, avec
l'état de la tonicité de l'intestin, et que la signification elle-même
du rétrécissement varie suivant qu'il est subordonné au spasme
ou à l'atonie.

5° Il semble cependant que toutes ces critiques doivent tomber
devant un fait qui à lui seul justifierait la théorie : celui de l'efficacité du traitement. Or, si l'on obtient de bons effets chez un
certain nombre de malades malgré un régime d'un rigorisme
souvent dangereux, cela tient à deux causes : *a*) A l'administration des laxatifs salins, qui, l'expérience nous l'a démontré, ont
la propriété de résoudre les spasmes et améliorent le malade en
combattant l'élément spasmodique et non en exonérant l'intestin ;
b) A la ceinture qui prévient les manifestations des désordres
réels causés par l'administration quotidienne des laxatifs. Le
régime carné, dont l'action est mitigée dans certains cas par la
sangle et les laxatifs, voit dans d'autres circonstances sa nocivité

considérablement augmentée du fait de l'adjonction des laxatifs
qui précipitent le malade vers la faiblesse et l'amaigrissement, en
d'autres termes vers l'atonie et l'affaissement digestifs. Ils ne sont
pas rares les malades qui, après avoir éprouvé d'abord de bons
effets des laxatifs, les ont continués pendant un laps de temps trop
prolongé, et nous arrivent dans un état de marasme digestif fort
difficile à combattre. Le traitement préconisé par Glénard donne
surtout de bons résultats chez les jeunes et chez les Forts, parce
qu'on a alors à faire à des sujets dont la tonicité digestive est
inhibée et point du tout épuisée ; les laxatifs viennent réveiller
cette tonicité digestive en état de torpeur et rompre les spasmes
qui se produisent avec tant de facilité dans les tubes digestifs
atones. Là est tout le secret du succès du traitement de l'entéroptose ; ce traitement n'a rien de spécifique ni de mystérieux ; et
cette façon de l'interpréter nous permet de comprendre pourquoi il nous donne tour à tour et de si heureux résultats et de
si décevants déboires. Ce n'est pas dans la présence ou dans
l'absence de la splanchnoptose qu'il faut chercher les indications
d'un régime, c'est *dans l'état du tonus gastro-intestinal*, c'est
dans l'appréciation aussi rigoureuse que possible de la quotité des
forces digestives dont dispose le malade.

Nous nous sommes efforcé de parcourir en tous sens le vaste
domaine de l'exploration abdominale. Un travail patient de plusieurs années nous a révélé un grand nombre de faits nouveaux
et intéressants. De leur étude découlent des applications thérapeutiques importantes et surgissent des déductions théoriques qui
ne sont pas sans modifier sur un certain nombre de points la
pathologie humaine. Le champ de l'observation médicale est
agrandi, et nous avons la certitude que le médecin se trouve
mieux armé dans sa lutte contre la maladie.

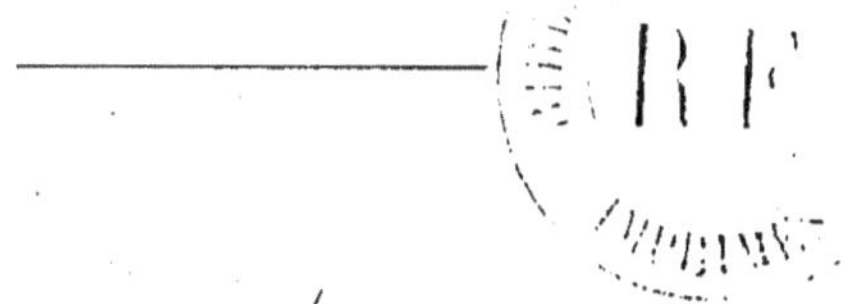

TABLE DES MATIÈRES

DIJON. — IMPRIMERIE DARANTIERE, RUE CHABOT-CHARNY, 65